Bibliothek v. Coler.

Sammlung von Werken

aus dem

Bereiche der medizinischen Wissenschaften

mit besonderer Berücksichtigung

der militärmedizinischen Gebiete.

Herausgegeben von

O. Schjerning.

Band 5.

Leitfaden der kriegschirurgischen Operations- und Verbandstechnik.

Von

H. Fischer.

Zweite Auflage.

1905

Springer-Verlag Berlin Heidelberg GmbH

Leitfaden

der

kriegschirurgischen Operations- und Verbandstechnik

von

Dr. Hermann Fischer,
ord. Professor der Chirurgie, Geh. Medizinal-Rat.

Zweite Auflage.

Mit 55 Abbildungen im Text.

1905

Springer-Verlag Berlin Heidelberg GmbH

Softcover reprint of the hardcover 2nd edition 1905

ISBN 978-3-662-34257-2 ISBN 978-3-662-34528-3 (eBook)
DOI 10.1007/978-3-662-34528-3

Vorrede zur ersten Auflage.

Durch die zwar noch wenig umfangreichen, doch immer schon sehr bedeutungsvollen Ergebnisse des kubanischen und südafrikanischen Krieges, welche die Resultate der Schießversuche von von Bruns, von Coler und Schjerning bestätigten, werden wir mehr und mehr in die günstige Lage versetzt, für die Arbeitsleistung und Arbeitsteilung auf den Verbandplätzen und in den Feldlazaretten während einer mit kleinkalibrigen Geschossen ausgefochtenen Schlacht bestimmte Regeln aufzustellen. Alles drängt auf die Einführung der Wundtamponade als einheitlichen Verband für Schußwunden im Felde nach dem bahnbrechenden Vorgange von Bergmanns hin. Das Schicksal des Verwundeten hängt von dem Arzte ab, dem er zuerst in die Hände fällt. Daher sollte jede auf subjektivem Ermessen beruhende Willkür bei der Wundpflege im Felde durch bindende Instruktionen ausgeschlossen und die Aerzte im Frieden schon auf einfache und gesicherte Methoden derselben so eingeübt werden, daß sie in der unbeschreiblichen und erdrückenden Not der Verbandplätze, während der Schrecken der Schlacht, ja selbst im Angesichte der eigenen Lebensgefahr ohne Verzug und ohne Besinnen wissen, welche Hülfe und wie sie diese in jedem einzelnen Falle zu leisten haben. Dazu sollte dieses Buch, ein schüchterner Versuch zu einem Instruktions-Leitfaden für Kriegschirurgen, das Material zusammentragen. Es ist der ehrenvollen Aufforderung des Herrn Generalarztes Dr. Schjerning entsprechend zur Feier des 70. Geburtstages unseres hochverdienten Herrn Generalstabsarztes Professors Dr. von Coler von mir gern geschrieben worden. Ich weiß wohl, wie wenig Neues ich ihm damit bringe und das Alte in wie härenem Gewande, doch bin ich der sicheren Zuversicht, daß er in der kleinen Gabe die warme Hand des Mannes nicht verkennen wird, der ihm von den frohen Tagen der Studienzeit bis in die einsamen Stunden des Alters in treuer Freundschaft ergeben war.

Es bedarf kaum der ausdrücklichen Erwähnung, daß ich dies Buch nicht aus meinem Kopfe heraus geschrieben, sondern die einschlägige Literatur, besonders Esmarchs kriegschirurgische Technik, das Handbuch der praktischen Chirurgie von v. Bergmann, v. Mikulicz und v. Bruns, am meisten aber die von mir verfaßten Lehrbücher der allgemeinen Kriegs- und speziellen Chirurgie dabei benutzt habe. Küttners kriegschirurgischer Bericht aber kam erst bei der ersten Korrektur in meine Hände.

Berlin, im Januar 1901.

H. Fischer.

Vorrede zur zweiten Auflage.

Durch freundliches Entgegenkommen des Herren Herausgebers und Verlegers kann ich heute, am Tage meines goldenen Doktorjubiläums, mit einer neuen Auflage meines „Leitfadens der kriegschirurgischen Operationen" hervortreten. Trotz strenger Einhaltung der leitenden Grundsätze ist das Buch doch dadurch sehr wesentlich umgestaltet worden, daß ich den Stoff nach den Etappen der Kriegssanitätsordnung, in welcher die kriegschirurgischen Arbeiten zu verrichten sind, angeordnet habe. Ich hoffe dabei der Gefahr der Wiederholungen, die nahe liegt, ausgewichen zu sein. Um das Verständnis zu erleichtern, glaubte ich eine kurze Beschreibung der Feldsanitätseinrichtungen und eine gedrängte Schilderung der Wirkungen der modernen Projektile voraufschicken zu müssen, doch bitte ich, sie nicht für mehr zu nehmen, als sie sein wollen. Es ist leicht, ein Lehrbuch der Chirurgie in vielen dickleibigen Bänden zu schreiben, sehr schwer aber, einen großen Stoff übersichtlich und in den wesentlichsten Punkten erschöpfend auf wenigen Bogen abzuhandeln. Und das war die mir gestellte Aufgabe!

Ich mußte mich daher kurz fassen, wenn ich viel sagen wollte. Die Literatur aus den letzten Kriegen, besonders dem südafrikanischen, habe ich benutzt, so weit sie mir zugängig war, ebenso die gefestigten Lehren der klinischen Chirurgie. Der mir zugemessene enge Raum erlaubte es nicht, wörtlich zu zitieren noch auch überall den Wirt zu nennen, bei dem ich zu Gaste war, oder von dem ich früher etwas gelesen und gelernt hatte. Wer sollte das auch können? Herrn Generalarzt Dr. Schjerning schulde ich herzlichen Dank für manchen guten Rat, ebenso dem Herrn Verleger für die mir durch ein halbes Säkulum bewährte Freundschaft und die bereitwillige Erfüllung jeden Wunsches bei der Ausstattung des kleinen Buches. Mag es mir in seiner veränderten Gestalt neue dankbare Freunde gewinnen, wie es die erste Auflage zu meiner Freude getan hat.

Berlin, am 6. März 1905.

H. Fischer.

Druckfehlerberichtigung.

Seite 54 Zeile 12 von oben lies: Argent. citric. statt Argent. nitr.

Inhaltsverzeichnis.

Einleitung: 1. Wirkung der modernen Projektile S. 1–5. 2. Die Sanitätseinrichtungen im Felde S. 5–6.

I. Teil: Die Arbeiten auf den Verbandplätzen. Schmerzlinderung S. 7–9. Diagnosenstellung S. 9–10. Auswahl der Verwundeten S. 10–11. Beseitigung von Ohnmacht und Shock S. 11. Maximen zur primären Wundversorgung im Felde S. 11–14. Maximen zur primären konservativen Zurichtung der Schußfrakturen S. 14–17. Maximen zur primären Zurichtung der Gelenkschußwunden S. 17–18. Operative Eingriffe auf den Verbandplätzen: Desinfektion S. 18–19. Aseptische Zurichtung S. 19. Primäre Blutstillung S. 20–23. Primäre Amputation und Exartikulation S. 23–29. Tracheotomie S. 29–31. Katheterismus S. 32–33. Primäre Versorgung der perforierenden Höhlenwunden S. 33–36.

II. Teil: Behandlung der Verwundeten im Lazarett. Maximen zur Wundbehandlung S. 36–42. Maximen zur Lazarettbehandlung der Schußfrakturen S. 42–45. Maximen zur Behandlung der Gelenkschußwunden S. 45–49. Die sekundären Amputationen und Exartikulationen S. 49–50. Sekundäre Blutstillung S. 50–51. Kugelextraktion S. 51. Maximen zur Behandlung der Wundkomplikationen S. 53–56.

Behandlung der Kopfverletzten im Lazarett S. 56–73. Der Ohrverletzten S. 73–75. Der Augenverletzten S. 75–77. Der Gesichtswunden S. 77–85. Der Halswunden S. 85–92. Der Thorax-, Lungen- und Herzwunden S. 92–96. Der Rücken-, Wirbelsäule- und Rückenmarkswunden S. 97. Der Schußverletzten am Bauche S. 98–113. Der Schußverletzungen der oberen Extremität S. 113–132. Der Schußverletzungen der unteren Extremität S. 132–159.

Verzeichnis der Abbildungen S. 160. — Register S. 162.

Einleitung.

1. Wirkung der modernen Projektile.

§ 1. Grobe Geschosse fanden in den letzten Kriegen eine wesentlich gesteigerte Verwendung. Man unterscheidet Shrapnells (Füllung mit Hartbleikugeln, welche in breiten Zerstreuungskreisen herumfahren) und Granaten (bei deren Krepieren Mantelstücke von sehr verschiedener Größe und beträchtlicher Schärfe als Projektile wirken). Die Shrapnellverletzungen verhalten sich nach Geschoßdeformationen, Steckenbleiben der Projektile und Mithineinreißen von Fremdkörpern in die Wunde, der Größe des Ein- und Austritts, der Weite der Schußkanäle, wie die von den früheren Infanteriebleiprojektilen erzeugten. Die Knochen werden mit Splitterbrüchen durchsetzt. Die Wunden neigen zur Eiterung und führen durch die in der Filzpappe reichlich vorhandenen Bazillen, oft zum Tetanus (Schjerning). Prell-, Kontur-, blinde Schüsse sind häufig. — Die Granaten schaden im Vorbeifliegen und Krepieren in der Nähe als Luftstreifschüsse durch den starken Luftdruck (besonders am Kopfe beobachtet als von einem Punkte strahlenförmig ausgehende, mannigfach sich kreuzende Rißwunden), die Giftigkeit und die Rauchentwicklung ihrer Phosphorladung, während die Sprengstücke ihres Mantels, wenn die Granate dicht vor, über oder hinter ihrem Ziele krepiert, völlig atypische, meist stark gequetschte, zerrissene und verunreinigte Verletzungen der verschiedenen Gewebe und Organe des Körpers erzeugen: von Zertrümmerungen des ganzen Körpers und Abreißen ganzer Körperteile, die durch Shock oder Verblutung unmittelbar zum Tode führen können, bis zu harmlosen Weichteilwunden und Verbrennungen. Splitter von 2—6 g können die Körperhöhlen lebensgefährlich durchdringen, von 1 g noch Frakturen großer Röhrenknochen erzeugen. Doch bedingt auch wieder das Zersprengen in viele kleine und kleinste Teile eine Verminderung der Schwere der Verletzungen (Schjerning).

§ 2. Das Hartbleimantelgeschoß, dessen Durchschlagkraft wesentlich gesteigert, die Erschütterung, die es am Ziele erzeugt, vermindert ist, bringt vorwaltend perforierende, gleichmäßig zylindrische Schußkanäle, deren Lichtung kaum von der des Geschoßkalibers abweicht, seltener als früher, doch immer noch auffallend oft blinde Schußkanäle, in denen das Geschoß (weil es leicht die Richtung ändert, wenn es Widerstand findet), zurückbleibt, hervor; es deformiert (von geringen Abplattungen der Geschoßspitze oder anderer Teile desselben mit oder ohne Mantelriß, auch pilzförmiger Stauchung des Kerns mit Mantelriß, Abstreifung des Kerns bis zur Zersprengung des Mantels und gänzlicher

Zerstörung des Bleikerns) erst bei 1800 m Schußweite und nur dann, wenn es auf Diaphysen trifft oder rikochetiert hat, und bedingt bei flüssigen Zielen nur eine geringe hydraulische Pressung.

§ 3. An den Weichteilen sind die Schußkanäle eng, ihre Wandungen glatt, alle Gewebe in der Schußlinie scharf durchdringend und mit feinem Detritus von Kleiderstoffen austapezierend, die Ein- und Austrittsöffnung je weiter ab vom Schützen desto kleiner und glatter, so daß erstere meist nur eine 5 mm große runde Wunde mit eingestülpten Rändern, letztere einen 6—7 mm großen Schlitz darstellt. Je größer die Ausschußöffnung ist, um so beträchtlicher pflegt die Knochenverletzung zu sein. Die kleinen Wunden und engen Schußkanäle neigen zur Heilung unter dem Schorfe in 8—14 Tagen. Die großen Nerven werden öfter durchlocht als durchrissen. Einzelne Fasern bleiben meist intakt. Auch die Gefäße können nicht ausweichen, das Projektil schlägt ein Stück heraus, doch kommt es in den engen Schußkanälen leicht zu einer Verlegung der Wunden und daher zu keinen lebensgefährlichen Primärblutungen, um so öfter aber zu Spätblutungen bedrohlichster Art, Bildung von großen Hämatomen und Aneurysmen (bes. venös-arteriellen).

Bei Querschlägern und Rikochetschüssen, auch beim Durchtritt der Projektile durch Knochen, Sehnen, Aponeurosen, wobei das Geschoß abgelenkt und zum Querschläger wird, kommen aber ganz atypische Verletzungen, wie von Granatsplittern und Shrapnells erzeugt, vor. Zerteilungen des Geschosses und mehrere Ausschüsse werden selten gefunden.

§ 4. An den Knochen können durch Querschläger und Tangentialschüsse einfache Quer- und Schrägbrüche entstehen. Bei Nahschüssen sieht man an den Knochen die furchtbaren Zertrümmerungen hydrodynamischer Sprengwirkung, bei der die völlig gelösten, kleinen (oft wie Sandkörnchen), zahllosen Splitter nach allen Richtungen durch die Gewebe versprengt, Gefässe und Nerven mitverletzt werden. Ueberhaupt wird die Knochendiaphyse, je näher vom Schützen, in desto kleinere, gelöste, durch die Gewebe verschleppte Splitter, die den 3. Teil eines großen Röhrenknochens und mehr umfassen, bei kleiner Ein- und großer, unregelmäßig zerfetzter Austrittswunde, aus der Knochensplitter und Gewebstrümmer hervorragen, und in einem Schußkanale in der Form eines abnorm weiten Zylinders getroffen; je weiter ab vom Schützen werden aber die Splitter um so größer, weniger zahlreich, hängen mit der Beinhaut zusammen und bleiben in normaler Lage; die beiden Schußwunden werden klein, oder nur die Einschußwunde, während der Ausschuß größer und unregelmäßig sich gestaltet. Immer aber bleibt die Splitter- und Fissurenzone beschränkt (am Femur durchschnittlich 12—14, am Humerus 9—10, an der Tibia 10 cm lang), so dass die Gestalt des Bruches mit den Fissuren Schmetterlingsform darbietet. Doch dringen Fissuren und indirekte Frakturen durch die Diaphyse noch weit über die Geschoßbahn und oft bis in die Gelenke hinein. Liegt die zerschossene Diaphyse dicht unter der Haut, so ist die Eintrittswunde sehr groß und hat gequetschte Ränder. Bis zu 1200 m findet sich im Schußkanale vor der Fraktur (dem Einschusse zu) eine kleine, hinter ihr (dem Ausschusse zu) eine große mit Knochentrümmern, Gewebsdetritus und Blutkoagulis ausgefüllte Höhle, welche mit wachsender Entfernung vom Schützen mehr und mehr und bei 2500 m schon völlig schwindet. Bei Schüssen aus weiterer Entfernung kommen seitliche Absprengungen, einfache Brüche, doch selten Lochschüsse an der Diaphyse vor. Bei fast allen

Einleitung.

Schußfrakturen finden sich Ergüsse in den distal gelegenen Gelenken (Blut?).

In den **Epiphysen** entstehen bei Naheschüssen Splitterbrüche, die bei den jungen Soldaten die Epiphysengrenze selten überschreiten. Sie stellen durch vielfache Fissuren und Splitterungen oft völlige Zermalmungen der Epiphyse dar. Je weiter aber vom Schützen, desto mehr kommen Loch- und Rinnenschüsse, zuweilen ganz frei von Fissuren und Knochendetritus vor. Nur das untere Ende des Humerus und das obere der Tibia zeigen selten so günstige Verletzungen. Einfache Durchbohrungen der Gelenke kommen häufiger, als früher zur Behandlung, besonders am Kniegelenke.

Die Schußwunden der **Metaphysen** stehen in der Mitte zwischen denen der Dia- und Epiphysen, sie sind günstiger wie die ersteren und ungünstiger wie die letzteren. — Durch die kleinen Schußwunden und engen Schußkanäle haben die Schußfrakturen auch die Tendenz zur Heilung unter dem Schorfe, oft unter einem Verbande und ohne Difformität. Eiterungen ohne Kontaktinfektion sind ein seltenes Ereignis. Vorwaltend wird die große Austrittswunde davon befallen. Die Extremitätenwunden bilden $^2/_3$ aller Schußverletzungen. Durch ihren günstigen Verlauf ist somit die Mortalität unter den Verwundeten im Felde sehr heruntergegangen. Da die Projektile, aus weiten Entfernungen geschossen, leicht zu Querschlägern werden oder rikochetieren, so kommen auch ganz atypische Frakturen durch sie zustande von einfachen bis zu den schwersten Zertrümmerungen des Knochens.

§ 5. Bei den **Höhlenwunden** hängt die Art und der Umfang der Verletzung wesentlich von der Füllung der Organe im Momente des Durchtritts des Projektils ab.

Bei den **Schädelnaheschüssen** bleiben hydrodynamische Sprengwirkungen selten aus. Kopfschwarte, Schädelkapsel und ihr Inhalt werden zermalmt nach allen Richtungen hin verschleudert. Bei Schüssen hart an der Basis fand Kroenlein eine Exenteration des intakten Gehirns. Die furchtbarsten hydrodynamischen Sprengwirkungen erzeugen Naheschüsse von Dum-Dum-Projektilen (Spitze des Nickelmantels abgefeilt). Mit steigender Entfernung vom Schützen tritt die Sprengwirkung vor der Keilwirkung des Projektils und der Einbiegung des Knochens zurück. Dabei entstehen, ein senkrechtes Auftreffen vorausgesetzt, an den Weichteilen kleine Ein- und Ausschußwunden (letztere meist weit größer und zerrissener als jene), daneben die schwersten Zertrümmerungen des Gehirns, wie bei den Naheschüssen und an den Knochen ganz typische Biegungs- und Berstungsbrüche in Form von Fissuren, welche die Ein- und Ausgangsöffnung im Knochen umkreisen und radiär (nicht selten weit klaffend) die Schädelknochen durchdringen, sich vereinen und durchkreuzen. Bei Schüssen aus größerer Nähe reichen diese Fissuren von der Eingangs- bis zur Ausgangswunde, bei solchen aus weiterer Entfernung aber erhält Ein - und Ausschuß eine Zone von Brüchen und Fissuren um sich. Von 1200 m ab hören die radiären Fissuren auf, es bleibt nur eine, welche Ein- und Ausschuß verbindet, von 2000 m ab beginnen die Lochschüsse, bei denen je nach der Richtung des Schusses die Lamina interna (Richtung von außen nach innen) oder die Lamina externa (Richtung von innen nach außen) am meisten gesplittert ist. Erst bei 2700 m blieb das Projektil im Gehirne stecken. Die Dura erfährt dieselben Verletzungen, wie die Knochen. Auch das Gehirn zeigt mit zunehmender Entfernung vom Schützen immer mehr

1*

lokalisierte, um den Schußkanal konzentrierte Verletzungen. Von diesen Verwundeten bekommt man kaum noch einen in die Behandlung.

Darum interessieren den Chirurgen nur die durch Tangential schüsse und die durch Querschläger bedingten Gehirnverletzungen, weil diese fast allein in die Behandlung gelangen. Erstere durchschlagen nur ein kleineres Segment des Gehirnes, von dessen Dignität das Leben der Patienten abhängt, letztere verursachen je nach ihrer lebendigen Kraft und dem Aufschlagswinkel Kontusionen (die unter einer anscheinend intakten Haut schwere Knochen- und Gehirnverletzungen bedingen können), Rinnenschüsse (die selten eine Tafel allein verletzen), Sternbrüche (mit Einlagerung des Geschosses vor oder zwischen den Splittern), blinde und perforierende Schüsse (mit mehr oder weniger gefahrvollen Gehirnzerstörungen). Kroenlein hat gezeigt, daß diese noch heilen können, ebenso wie die tangentialen Naheschüsse, die nur die Peripherie des Gehirns und zwar auf kurze Strecken getroffen haben.

Die Streif- und Rinnenschüsse aus nächster Nähe zeigen auch konzentrische Fissuren an der Aufschlagsstelle, im weiteren Verlauf der Rinne vielfache Ausbrüche von Knochen und Fissuren, die beide Tabulae verletzen, die innere stets mehr als die äußere. Auch bei einem anscheinend nur die äußere Tafel treffenden Streifschusse ist die innere immer mitverletzt. Ein mattes Geschoß braucht den Schädel garnicht oder nur wenig zu verletzen und kann doch die Hirnrinde auch ohne Absprengung der Lamina interna in schwerer Weise gequetscht haben.

§ 6. Am Thorax sind zwar blinde Schüsse durch matte Projektile und äußere Konturierungen seltener und treten nur bei tangentialem Auftreffen des Projektils (wobei Eintritt- und Austrittswunde nahe beieinander liegen und 2 blinde Schüsse vortäuschen können) ein, dafür sind aber bei rechtwinkligem Aufschlage die perforierenden, mit kleinen Ein- und Austrittswunden (5,7 und 7,6 mm) und glatten engen Schußkanälen die leicht verkleben und verschorfen, die günstigsten Verletzungen geworden, welche das Hartbleimantelgeschoß überhaupt erzeugt. Die schlanken Geschosse drängen sich im Momente der Inspiration, ohne Rippen zu verletzen, durch die Interkostalräume, und passieren diese ebenso oder mit Loch- und Rinnenschüssen. Man soll daher, wenn auch alle charakteristischen Symptome fehlen, bei jedem Thoraxschuß mit Ein- und Austrittswunde eine Lungenverletzung annehmen. Nur bei Tangentialschüssen und Querschlägern kommen noch umfangreichere Rippenverletzungen zustande. Die Lungen können bei Nahschüssen durch Explosivwirkungen völlig zertrümmert sein. Meist werden sie aber mit engen Schußkanälen glatt durchschlagen. Wunden und Schußkanal kollabieren und schließen sich leicht.

§ 7. Zentrale Herzschüsse töten immediat durch hydrodynamische Sprengwirkung (beim Durchschlagen in der Diastole). Bemerkenswerter Weise sind Herzwunden weit häufiger als früher in ärztliche Behandlung gekommen, auch Streifschüsse des Perikardiums und des linken Ventrikels noch geheilt.

§ 8. Auch am Abdomen wirken Nahschüsse bei gefüllten Organen explosiv. Bei leeren Därmen können tangentiale und auch zentrale Schüsse die Bauchhöhle, ohne Verletzungen zu erzeugen, durchschlagen. Meist aber weichen die Därme und Organe der Bauchhöhle den Geschossen nicht aus, werden vielmehr in der Schußrichtung mehrfach verletzt mit allen Arten von Schußwunden, besonders von Lochschüssen. Je rechtwinkliger das Auftreffen des Projektils, desto kleiner die Wunden,

Querschläger und mattere Tangentialschüsse machen oft die schwersten Organzerreißungen. Je leerer die Därme, Magen und Blase sind, je querer die Durchbohrung, desto kleiner die Schußwunden, desto glatter ihre Ränder. Sie legen sich aneinander, verkleben unter sich oder mit dem Netze, schließen sich durch Schleimhautvorfälle (bei Querwunden, während Längswunden leicht klaffend bleiben). Das Projektil verschleppt aber Kot und Sekrete der Organe durch die Bauchhöhle. An den großen Unterleibsdrüsen kommen glatte Schüsse kaum vor, stets finden sich ausgedehnte Zerstörungen um die Schußkanäle; bei Naheschüssen und in der Entfernung von 2000 m ist meist das ganze Organ zerstört. Beträchtliche intraabdominelle Blutungen fehlen selten.

§ 9. Wunden von blanken Waffen sind nicht häufig, da kaum noch in der Nähe gekämpft wird. Am häufigsten finden sich noch Säbelhiebe. Sie bringen Wunden mit lebensfähigen oder gequetschten, meist mit gemischten Rändern, Abhiebe aller Art, am Schädel auch Zertrümmerungen, Spalt-Sternbrüche der Knochen hervor. Weniger gefährlich sind Lanzenwunden, da die Spitze meist schief auftrifft und leicht abgleitet. Am Knochen kann sie sich verbiegen und beim Herausreißen große Lappen erzeugen. —

2. Die Sanitätseinrichtungen im Felde.

§ 10. Die erste Hilfsstation bilden die Aerzte, Sanitätsmannschaften und Hilfskrankenträger der Truppen, denen der Sanitätstornister zur Verfügung steht, und die von ihnen einzurichtenden Truppen-Verbandplätze, zu denen der Medizinwagen die Materialien liefert. Sie folgen den kämpfenden Soldaten und gewähren ihnen teils einzeln, teils an einem Verbandplatze vereint, die erste Hilfe. Der Truppenverbandplatz wird in einem mit gutem Wasser reichlich versehenen, möglichst schußsicheren, leicht sichtbaren und an einer guten Straße gelegenen Gebäude oder auch in einem Zelte oder Schutzdache errichtet — eine durch den Gebrauch des rauchfreien Pulvers und das Hin- und Herwogen des Kampfes überaus schwierige und gefahrvolle Arbeit! Ihre Aufgabe ist die Abwendung der dringendsten Lebensgefahr: provisorische Blutstillung, Tracheotomie bei Erstickenden, Bekämpfung des Wundschmerzes, der Ohnmacht und des Shocks. Zu vermeiden sind aber alle größeren Operationen, Berührungen und Sondierungen der Wunden, Extraktion von Fremdkörpern, die nicht ganz offen zu Tage liegen, und das Debridement. Die Wunden werden nicht verbunden. Die Verbände müßten doch wieder abgerissen werden (s. § 20) und dadurch wächst die Infektionsgefahr für die Wunde. Schlechtes Wasser läßt sich durch Zusatz von Alaun klären, durch Kochen aseptisch machen. Auch schlechter Gips wird durch Alaunzusatz brauchbarer. — Die Schwerverletzten werden auf Stroh oder Heu gelagert, ihr Rücktransport auf Krankentragen (von Hilfskrankenträgern) oder auf requirierten Wagen geleitet. Die Aerzte, Einrichtungen und Mannschaften der Hauptverbandplätze greifen vor deren Etablierung schon auf den Truppenverbandplätzen hilfreich ein und übernehmen diese beim Vorrücken der Truppen.

§ 11. Die zweite Station bilden die Hauptverbandplätze, eingerichtet unter denselben lokalen Bedingungen, wie die Truppenverbandplätze, von einem besonderen ärztlichen, hilfsärztlichen und Krankenträgerpersonal und reichlich ausgestattet mit Instrumenten, Verbandmaterial, Transportmitteln, Transportverbänden, Medikamenten, Kocheinrichtungen, Stärkungs- und Labemitteln und Zelten. Sie sind schwer abzubrechen und neu zu etablieren und hinterlassen, wenn sie den kämpfenden Truppen folgen müssen, Arbeiten und Verwundete den aus ihnen zu errichtenden Feldlazaretten. Die Truppenärzte können auf ihnen zur Hilfsleistung herangezogen werden. Der Hauptverbandplatz zerfällt gleich in 3 Stationen, die gleichzeitig arbeiten: Empfangs- (Sammeln und Sortieren der Verwundeten, Stellung und Notierung der Diagnose [auf einem Täfelchen — weißem für Lazarettbehandlung, rotem für den Weitertransport]), Verband- (schnelle, doch gute Abfertigung der Leichtverwundeten in geordneten Gruppen nach großen Sammelstellen, Verband der Schwerverletzten) und Operations-Station (in Zelten: definitive Blutstillung, Verrichtung primärer Notamputationen, der Tracheotomie, der Urethrotomie, Extraktion von Fremdkörpern, die bedrohliche Erscheinungen hervorrufen). Alle zeitraubenden Operationen, deren Gelingen von der Einhaltung strikter Asepsis abhängt (Trepanationen, primäre Resektionen, Eröffnung der Brust- und Bauchhöhle) verbleiben den Feldlazaretten, da die Wunden der Hartbleimantelgeschosse an sich aseptisch sind und 8 Stunden unberührt auch so verbleiben. Die wesentlichste Aufgabe ist, die Schwerverletzten rechtzeitig in eine geordnete aseptische Wundpflege zu bringen. Dazu wird die freiwillige Hilfe unter sicherer Leitung mit verwendet.

§ 12. Die dritte Station bilden die Feld- oder Kriegslazarette, die den Hauptverbandplätzen so nahe wie möglich, am besten aber in ihnen selbst angelegt werden in geeigneten Gebäuden (Schulen und Kirchen möglichst zu vermeiden) oder in Zelten, unter Flugdächern, in extemporierten Baracken. Sie sollen alle Bedingungen guter chirurgischer Krankenhäuser möglichst vollkommen erfüllen und keine innerlich kranken Soldaten aufnehmen. In ihnen liegt der Schwerpunkt des operativen Handelns, weil in ihnen die A- oder Antisepsis ausreichend hergestellt werden kann und zu ihnen ein im chirurgischen Handeln besonders tüchtiges Personal ausgesucht wird. — Die vierte Station bilden die Reserve-Lazarette, welche in der Heimat, nicht zu weit ab vom Kriegsschauplatze, in guten Krankenhäusern oder in ad hoc erbauten Barackenlazaretten hergerichtet werden. In ihnen finden die von der Etappe zurücktransportierten beweglichen Verwundeten die erste und die aus den Kriegs- und Feldlazaretten entlassenen die letzte Lazarettpflege nach den vollen Regeln der klinischen Chirurgie und unter striktester Ausübung der A- resp. Antisepsis.

1. Teil.

Die Arbeiten auf den Verbandplätzen.

Die Schmerzlinderung.

§ 13. Die Schmerzempfindung ist individuell verschieden und wird auch so geäußert. Im allgemeinen verursacht die Hartbleimantelgeschoßwunde geringen, die von grobem Geschoß erzeugte heftigeren Schmerz. Man lindert ihn durch Darreichung von Opiaten oder Morphiuminjektionen (0,01 pr. dosi, öfter wiederholt), zweckmäßige Lagerung, fixierende Verbände. Alle größeren und schmerzhaften Operationen werden unter lokaler oder allgemeiner Anästhesie vorgenommen.

§ 14. Die Lokalanästhesie, meist nur auf die Haut beschränkt und nicht in die Tiefe dringend, wird unsicher und schnell vorübergehend durch starke Abkühlung der Haut (Zerstäuben von Aether aus dem Richardsonschen Apparat, besser von Methylchlorid aus Glasröhrchen, die man in die Hand nimmt), dauerhafter, sicherer, durch Schleichs Infiltrationsanästhesie (eine Pravaz'sche Spritze, gefüllt aus einer Lösung: Cocaini hydroch., Eucaini B. ana 0,05, Natr. chlor. 0,25 ad Aqu. dest. 100, oder aus Eucaini B. 0,1, Natr. chlor. 0,8 ad Aq. dest. sterilis. 100, wird parallel der Haut eingestochen und durch Injektion eines Teils der Lösung eine Quaddel erzeugt, von dieser aus mit der Nadel immer weiter vorwärts gegangen, bis das ganze Operationsgebiet ödematisiert ist), oder zu Wirkungen, die tiefer in die Gewebe eindringen durch die Leitungsanästhesie (Umschnürung des Gliedes mit einem Gummischlauche und dicht und rings unter diesem nach der Peripherie zu 4 Injektionen aus einer $1/2$ % Cocain- mit Zusatz von 5 Tr. einer 1 %₀ Adrenalinlösung in die tiefer liegenden Gewebe [auch Neurilem und Periost] subkutan gemacht), oder durch endoneurale Injektionen dieser Lösung in die unter Leitungsanästhesie freigelegten leicht zugänigen Nerven des Unterarms, Unterschenkels, Gesichtes und

Halses. Diese verschiedenen Verfahren lassen sich unter einander verbinden. Die Gesammtdosis Cocain soll 0,1 (etwa 10 Pravazsche Spritzen voll) nicht überschreiten, damit Vergiftungserscheinungen (Kollaps, Angst, Schwindel, Delirien, durch Analeptika, wie der Shock, zu bekämpfen) nicht eintreten. Zur Anästhesierung der Schleimhäute reichen Bepinselungen mit 5—10 %, der Blase Ausspülungen mit 1 %, der Augen Einträuflungen mit einer 1 % Cocainlösung aus.

§ 15. Zur Allgemein-Anästhesie sind Aether und Chloroform im Felde als gleichwertig zu erachten (vom Aether müßten indessen zu große Mengen mitgenommen werden, auch dürfte seine Feuergefährlichkeit die Anwendung bei offenem Lichte auf den Verbandplätzen gefährden). Daher verdient für die Feldpraxis doch wohl Chloroform den Vorzug. Fallen diese Bedenken aber fort, so wäre Aether bei Blutleeren und Herzmuskelkranken, Nierenleiden und bei allen plötzlichen und unvorbereiteten Operationen, letzteres bei Lungenkranken aller Art vorzuziehen. Kompensierte Klappenfehler gestatten eine vorsichtige Narkose. Man kann Aether und Chloroform (3 : 1) verbinden, auch noch Alkohol (1) hinzusetzen, mit Chloroform anfangen, mit Aether enden (besser umgekehrt), die Narkose schneller erreichbar machen durch eine Injektion von Morphium (0,01 pr. dosi) 30 Minuten vor dem Beginne, oder dauerhafter durch eine solche mitten oder am Ende derselben. Unnötig ist sie bei Komatösen, gefährlich während der Ohnmacht oder im Shock. Bedingungen für eine gut geleitete Narkose sind: reine Präparate, tropfenweise Verabfolgung derselben (mit 10 Tr. in der Minute beginnend und bis 60 Tr. allmählich steigend), sorgfältige Vorbereitung des Patienten (reiner Mund, keine beengenden Kleider, leerer Magen [doch schadet 1 Glas Ungar- oder Portwein, oder Kognak vorher genommen nicht], Gemütsruhe des Patienten), sachkundige Ueberwachung von Puls, Atmung und Pupillen und keine zu lange (nicht über eine Stunde) Anwendung der Anästhetika. Zwei kundige Assistenten sind erwünscht, doch kann im Notfalle ein geübter Arzt das Chloroform, auch wohl ein Laie unter ärztlicher Kontrolle den Aether verabfolgen.

§ 16. Abwendung übler Zufälle während der Narkose: beim Erbrechen: Seitwärtsdrehen und Tieflagerung des Kopfes, Auswischen des mit der Heisterschen oder Königschen Mundsperre eröffneten Mundes mit gestielten Tampons; bei der Asphyxie (Respirationsstillstand) durch Aspirieren von Blut oder Erbrochenem: schnelle Ausführung der Tracheotomie und Aussaugen der Fremdkörper mit einem Katheter und einer Spritze aus den Lungen; durch Herabgleiten der Zunge auf den Larynxeingang: Hervorziehen der Zunge mit der Kornzange und Kieferlüftung (flache Hände auf die Ohren gelegt, Spitze der Zeigefinger hinter die Kieferwinkel, nun Daumen fest auf Schläfe und Stirn gestützt und Unterkiefer sanft von hinten nach vorn gedrängt, bis die Schneidezähne vor dem Oberkiefer stehen), oder der v. Bergmannschen Handgriff (Einführung des Zeigefingers über dem Zungenrücken, der Epiglottis bis unter das Zungenbein und Zug an diesem nach vorn und oben). Kommt man damit noch nicht zum Ziele, so künstliche Atmung (nach Silvester: Arzt zu Häupten des Kranken, dessen Kopf und Rumpf vertieft liegen. Ergreifen der Oberarme über dem Ellenbogen, langsames Erheben dieser bis über den Kopf des Kranken, nun Herabführen bis zum Brustkasten und kräftiges Andrücken an diesen; oder der neben dem Kranken stehende Arzt legt beide Hände flach auf den Brustkorb, den Daumen auf die Rippenbögen und nun kräftiger Druck auf den Brustkorb und plötzlicher Nachlaß desselben durch Erheben der Hände).

Mit Geduld und Ruhe beseitigt man diese Gefahr sicher, dagegen ist bei der Narkosen-Synkope (Herzstillstand) nicht viel zu hoffen, doch versucht man Zufuhr von Sauerstoff (Eröffnen von Fenstern und Türen), neben dem v. Bergmannschen Handgriffe, den man mit der linken Hand verrichtet, Königs Herzmassage (rechte Hand flach auf die Herzgegend gelegt und nun durch Erheben und Senken des Handgelenks und des Daumenballens gleichmäßige Stöße gegen dieselbe gemacht [50—80 in der Minute]), daneben Abklatschen mit kaltem Wasser, Injektionen von Oleum camphoratum, Klysmata von schwarzem Kaffee etc. Alle Wiederbelebungsversuche werden stundenlang fortgesetzt.

Nach der Narkose wird Patient bis zum völligen Erwachen beobachtet in ruhiger Lage mit tiefer liegendem Kopfe. Er bekommt in den ersten 24 Stunden nur flüssige Kost in kleinen Dosen, doch Kognak, Wein, event. auch Salzwasserinfusionen (s. § 29) bei größerer Schwäche. Andauerndes Erbrechen (nach Aetheranwendung selten) bekämpft man mit Eispillen, Bismuthum nitricum (0,3 g pr. dosi), Potio Riveri (mit Zusatz von 0,02 Morphium ad 100), Magenausspülungen. Lungenentzündungen (nach Anwendung von Aether häufiger, als nach der von Chloroform, bei tropfweiser Verabfolgung der Anästhetika ein seltenes Ereignis, besonders häufig nach Operationen im Abdomen und beim offenen Gas- oder Petroleumlichte) werden am besten durch gute Ventilation des Operationszimmers, durch Verhinderung der Aspiration von Fremdkörpern in die Lungen, durch Anwendung reiner Präparate, Tiefrückwärtslagerung des Kopfes während der Narkose abgewendet. Die ausgebrochene Krankheit aber gibt eine sehr üble Prognose.

Die Rückenmarksanästhesie könnte für die kriegschirurgische Praxis ein sehr wertvolles Verfahren sein, wenn sie zur Zeit nicht noch zu gefährlich wäre.

Die Diagnosenstellung.

§ 17. Die Diagnose der Schußwunden soll ohne Berührung der Wunde (weder mit Händen, noch mit Sonden) geschehen: non manibus, sed oculis! Eine Wahrscheinlichkeitsdiagnose reicht aus. Genauere Feststellungen verbleiben dem Feldlazarett, das auch mit Röntgenapparaten ausgestattet ist.

Durch eine geordnete Besichtigung wird der Allgemeinzustand des Patienten (Anämie, Shock, Benommenheit), die Lage der Wunden, ihre

Größe, Form und Beschaffenheit, der Verlauf des Schußkanals (anatomische Wahrscheinlichkeit der Läsion von Gefäßen, Nerven, Knochen, Gelenken, der großen Körperhöhlen, die gefährlichere Läsion ist stets die wahrscheinlichere), die Beschaffenheit des verletzten Gliedes (Difformität, Functio laesa, Lähmungen) und der Umgebung der Wunde (Blutunterlaufung, Emphysem, Brand), das Ausströmen von Luft, das Aushusten von Blut (dessen Farbe und Strom), das Ausfließen von Galle, Kot (dessen Farbe und Konsistenz), Urin, auch Vorfälle verletzter oder unverletzter Organe beobachtet, die physikalische Untersuchung der Organe der Brust- und Bauchhöhle mit Schonung der Wunden vorgenommen, der Nachweis von Krepitation und abnormer Beweglichkeit durch Griffe ober- und unterhalb der Wunde geliefert, der Puls ober- und unterhalb der Wunde abgetastet, die Sensibilität und Motilität unterhalb der Verletzung geprüft. Die Befragung des Patienten über seine Stellung bei der Verwundung, die Nähe des Schützen, die immediaten Folgen der Verletzung, die Besichtigung der Kleidungsstücke gibt wichtige Aufschlüsse. Die Kleidungsstücke werden in den Nähten aufgeschnitten, stets aber die gesunde Seite von ihnen zuerst befreit. Bei allen diesen Manipulationen wird die Wunde mit einem aseptischen Tampon bedeckt.

Auslese der Verwundeten.

§ 18. Von einer richtigen Auswahl der Verwundeten zum Transporte hängt ihr Leben in demselben Grade ab, wie von der Anlegung eines guten Verbandes. Weniger ist mehr! heißt es.

In die Heimat zu entsenden sind alle gehfähigen Patienten mit Weichteilwunden ohne Läsion größerer Blutgefäße. Die anatomische Lage der Wunde und des Schußkanals gebietet Vorsicht! Auch einfachere, gut fixierte Schußfrakturen der oberen Extremitäten und im Gesichte (schwerere des Ober- und Unterkiefers ausgenommen), Amputierte an den oberen Extremitäten und an den Zehen können transportiert werden. Je schwerer die Verwundung ist, desto weniger weit dürfen die Transporte gehen. In die Feldlazarette gehören alle Schußfrakturen der großen Röhrenknochen, besonders der unteren Extremitäten und aller größeren Gelenke, die Verletzungen der großen Gefäße und Nerven, alle perforierenden Höhlenwunden, die Amputierten an den unteren Extremitäten. Diese Verwundeten vertragen meist nicht den geringsten Transport, darum sollen die Feldlazarette in den Hauptverbandplätzen oder in ihrer nächsten Nähe etabliert werden. Die Verwundeten mit perforierenden Schädel-, Lungen- und Bauchwunden, Schußfrakturen der unteren Extremitäten transportiert man auf Tragen in die Feldlazarette. Alle Schädelwunden müssen völlig ausgeheilt sein, ehe sie weitertransportiert werden. Dasselbe gilt auch von den perforierenden Lungenschüssen. Die Transportierten, wie die Transporte werden gut vorbereitet, sachkundig geleitet und sanft und schnell ans Ziel geführt.

Beseitigung von Ohnmacht und Shock.

§ 19. Jeder ankommende Verwundete wird erquickt (warme Suppe, warmes alkoholisches Getränk). Gegen Ohnmacht und Shock im Depressionsstadium: tiefe Lage des Kopfes, exzitierende subkutane Injektionen (Ol. camphoratum 1 : 5 Ol. olivar.), Aether (1—2 Spritzen in Abständen von 10 Min.), Sinapismen auf Magen- und Herzgegend, Reiben und Bürsten der Füße und Hände, auch alle Maßregeln zur Beseitigung der Lebensgefahr starker Blutverluste (§ 29); Vermeiden aller Operationen und der Narkose. Vor Opiaten und Narcoticis soll man sich hüten. Sie sind aber im Stad. excitationis angezeigt, dabei Kopf hochgelagert und kühl gehalten.

Maximen zur primären Wundversorgung im Felde.

§ 20. Alles, was an der Wunde vorgenommen wird, soll a- resp. antiseptisch (zwei im Grunde genommen gleichwertige Methoden) verrichtet werden. Da dies im Felde nicht zu erreichen ist, so darf man mit dieser auch keine Manipulationen vornehmen, die mit einem unreinen Kontakt verbunden sind. Das Geschoß an sich ist als steril anzusehen, die Schußwunde somit aseptisch, die Verunreinigung des Schußkanals mit Kleiderdetritus wirkt erfahrungsmäßig nicht infektiös. Daher hat ein guter Feldverband die Heilung unter dem Schorfe, zu der die kleinen Wunden und der enge Schußkanal neigen, zu begünstigen, also die Wunden vor Infektion zu schützen und ihre Austrocknung anzustreben. Die offene Wundbehandlung wäre das gebotene Verfahren im Kriege, ist aber auf den Verbandplätzen nicht einzuleiten. Man soll aber einen aseptisch entstandenen Blutschorf nicht von der Wunde entfernen. So lange das Blut aus der Wunde sickert, hat es mit dem Verbande keine Eile, denn das frische Blut spült die Infektionskeime aus, auch wirkt sein Serum immunisierend. Die Kokken und Bazillen der Haut scheinen der Wunde nicht zu schaden (Jaffé). Kleinere Wunden bedürfen daher gar keines Verbandes: man läßt sich aus dem rieselnden Blute einen festen, trocknen Schorf bilden und legt etwas Jodoformgaze zum Schutze darüber. Besteht ein solcher schon, so deckt man ihn mit etwas Jodoformgaze.

Jeder Verband soll ein Dauerverband sein, also nicht auf jeder Station der Kriegswundpflege abgerissen werden. Hat man Zeit, so reinigt man trocken die Umgebung der Wunde und diese selbst mit sterilen Tupfern und Instrumenten vom groben Schmutz und Blutgerinnseln, auch mit Terpenthin, Seifenspiritus, wobei man die Wunde mit steriler Gaze bedeckt hält.

Die Naht der Schußwunde ist zu verwerfen, sie ist unnütz, zeitraubend und gefährlich. Dagegen soll man jede glatte Hieb- und Schnittwunde, durch blanke Waffen oder scharfe Granatsplitter erzeugt, durch die Naht vereinen, oder, wenn Defekte vorhanden sind, durch eine solche die Wundränder möglichst einander nähern, und zwar primär, wenn alle Bedingungen für ein Gelingen der Naht gegeben sind, sekundär (nach Bedeckung der Wunde mit Jodoformgaze durch einige Tage), wenn man der Asepsis nicht ganz sicher ist. Im letzten Falle kann man aber doch weite Nähte mit Ausstopfen der Zwischenräume durch Jodoformstreifen (von Bergmann) oder über einen die Wundhöhle gut ausfüllenden, an den Ecken leicht hervorragenden Jodoformgazetampon anlegen. Bei der Naht berührt man die Wunde nur mit reinen Instrumenten, unebene, gequetschte, nekrotische Ränder trägt man vorher ab. Bei tiefen Wunden legt man Etagennähte an, indem man von der Tiefe nach der Oberfläche zu die zu einander passenden durchtrennten Gewebe so vereinigt, dass keine Höhlen und Gänge zurückbleiben. Die fortlaufende Naht ist am schnellsten zu verrichten. Seide und Katgut sind gleichwertig, doch ist dieses bei versenkten Nähten vorzuziehen.

Die Seide kocht man in 1 % Sodalösung 15—20 Minuten und bewahrt sie in 1 ‰ Sublimatlösung, das rohe Katgut legt man 8 Tage in eine 1 % Jodjodkalilösung und bewahrt es auf in Alkohol absol. 950, Glyzerin 50, Jodi pulveris. 100 (Claudius), oder in einer 3 % Karbollösung.

Die Naht wird mit Jodoform bestreut, mit etwas steriler Gaze, welche durch eine Kambrikbinde oder einem Streifen Gummiheftpflaster gehalten wird, bedeckt. Man entfernt die Fäden nach 5—8 Tagen unter aseptischen Kautelen:

(Pinzette am Knoten, dieser leicht gehoben, Spitze der Schere untergeschoben, Durchtrennung unmittelbar am Stichkanale, Ausziehen des Fadens in der Richtung nach der Wundlinie)

bestreut die junge Narbe mit Jodoform und legt ein Deckpflaster darüber.

Zur Sehnen- und Nervennaht, die man so früh wie möglich an blutleeren Gliedern verrichten sollte, wird man auf dem Verbandplatze selten Zeit und günstige Verhältnisse haben.

§ 21. Die typische Versorgung der Schußwunden auf den Verbandplätzen ist die aseptische Okklusion. Es unterbleibt dabei die aseptische resp. antiseptische primäre Wunddesinfektion (siehe § 26). Rieselt die Blutung noch, so drückt man einen sterilen Tampon gegen die Wunde, auch kann man durch ihn einen leisen Druck auf ihre Umgebung ausüben, um Blutkoagula aus der Wunde zu entfernen. Eine geringe Blutung läßt man bestehen, bis sich ein Blutschorf gebildet hat. Meist wird man ihn schon vorfinden. Dann bedeckt man die Wunde mit einem aseptischen Verbandstoffe, den man an den Stellen, die direkt die Wunde bedecken, nicht mit den Fingern, sondern mit reinen Instrumenten anfasst. Diesen Deckverband befestigt man mit einer reinen Gazebinde, die man wieder mit einem schmalen zirkulären Heftpflasterstreifen, wenn man solches hat, fixiert. Es ist nicht zu lehren, wie weit man mit dieser einfachen Okklusion gehen kann, die Not wird stets dazu zwingen, von ihr einen sehr weitgehenden Gebrauch zu machen. Auch größere und verunreinigte Wunden kann man so versorgen, wenn man sicher ist, daß sie bald in eine geordnete Lazarettpflege kommen, denn nicht jeder Schmutz wirkt septisch. Nur ein gut geschultes Personal darf sich bei solchen Verbänden beteiligen.

Das Verbandmaterial liefert das Verbandpäckchen, welches jeder Soldat im Rockschosse bei sich trägt und auch den Gefallenen abgenommen wird.

2 Sublimatmullkompressen, 1 Sublimatkambrikbinde, 3 m lang und 6,5 m breit, in einer Umhüllung von wasserdichtem Zwirntuch. Es muß so verpackt sein, daß es ohne Berührung mit den Fingern mittelst einer sterilen Kornzange auf die Wunde gelegt werden kann (wie bei dem von Perthes und Korteweg angegebenen). 2 Streifen Kautschukheftpflaster (20 cm lang, 2,5 cm breit [Bruns]) fehlen zur besseren Fixation. Hat man das Päckchen nicht, so genügt ein kugelförmig gestalteter Ballen aseptischer Gaze oder Brunsscher Watte. Der Verband darf nicht impermeabel abgeschlossen werden.

Streupulver (aus Streubüchsen: Jodoform; Xeroform 10 g, Pulv. gummos., Acid. bor. ana 1 g [Boegehold]) verlieren bald ihre aseptische Wirksamkeit und haften nicht lange, auch von Pasten (aus Jodoform,

Dermatol oder aus Xeroform 10,0. Kaolin 45,0, Mucilag. gummi mimos. 20,0, Glycerini 25,0 [von Bruns], in Zinktuben sind leicht zersetzlich, daher nimmt man besser Bolus alba, Glyzerin, Gummi und Airol), von dem Ausgießen mit Perubalsam etc. gilt dasselbe. Sehr empfehlenswert für die Beschaffung durch die freiwillige Hilfe sind die von Dührssen angegebenen, von Odelga in den Handel gebrachten aseptischen Konserven in verschiedenen Größen (Tupfer und Verbandmaterial) in Blechbüchsen verpackt. Die Niederländer führen Verbandtrommeln (kleine Blechbüchschen mit fertigen Verbänden) nach de Mooy mit.

Kleinere, schon entzündete oder eiternde Wunden kann man ausgiessen mit Jodoform 10,0 g, Aether 20 g, Alkohol 80,0 g (von Bergmann) und darüber eine aseptische Okklusion versuchen, größere aber stopft man mittelst Kornzangen mit Jodoformgazebeutel völlig aus und füllt diese mit steriler Gaze.

Maximen zur primären konservativen Zurichtung der Schußfrakturen.

§ 22. Die Prognose der Schußfracturen richtet sich nach der begleitenden Weichteilverletzung. Je kleiner diese, desto besser ist sie selbst bei ausgedehnterer Splitterung des Knochens, doch sind auch größere Ausschüsse nicht hoffnungslos bei guter Asepsis. Der Versorgung der Weichteilwunde kommt daher die besondere Sorgfalt des Chirurgen zu.

Je weniger geschäftig man primär ist, desto bessere Resultate wird man bei dieser schwersten Aufgabe der Kriegschirurgie haben. Im Boerenkriege sind die Mehrzahl der Schußfrakturen ohne Eiterung und viele unter einem einzigen Verbande geheilt ohne jede Deformation und Gebrauchshemmung des Gliedes. Das Debridement und eine primäre Diaphysenresektion sind auf den Verbandplätzen völlig zu verwerfen. Die erste Aufgabe ist die frühzeitige Anlegung eines aseptischen Verbandes. Er wird auch als Dauerverband gemacht. Dann folgt die Fixation der Fraktur. Bei den Läsionen der Knochen ohne Kontinuitätstrennung genügt eine Einlage von Schienen in den Verband zum Schutze des Knochens. Bei kleinen Wunden mit geringer oder auch stärkerer Splitterung des Knochens macht man einen okklusiven Gyps- über einem aseptischen Verbande an den unteren Extremitäten, an den oberen könnte man sich aber auf gute Schienen verlassen. Bei starker Splitterung und großen Wunden (besonders am Ausschusse) ist es geratener, vorläufig eine Fixation mit Schienen zu versuchen, die man am Ober-

Die Arbeiten auf den Verbandplätzen. 15

schenkel mit Extensionseinrichtungen versehen kann, damit im Feldlazaret eine Revision der Wunde erleichtert wird. Wir kommen ausführlicher bei den Schußfrakturen der einzelnen Glieder auf solche Schienen und Lagerungsvorrichtungen zurück. Hat man sie nicht zur Stelle, so kann man sie aus Brettern, Schusterspan, Baumrinde, Stroh, Ledergurten, Drahtnetzen, Pappe oder dem Gewehr, dem Säbel etc. extemporieren. Die Niederländer haben sehr zweckmäßige Rohrschienen zur Stelle. Auch unsere Verbandplätze sind mit Schienenmaterial ausgerüstet. Für die Anwendung des Gipsverbandes zum Transporte der Schußfrakturen kann man im allgemeinen die Grenzen nicht weit genug stecken. Man verrichtet damit ganze Arbeit und erleichtert die Lazarette wesentlich. Bei großen Wunden und starker Knochenzertrümmerung mit auffallender Difformität des Gliedes sollte man mit der Amputation nicht zögern (s. § 30), besonders an den unteren Extremitäten.

Technik des Gipsverbandes im Felde.

§ 23. Man soll den Gipsverband nicht auf die bloße Haut legen, sondern das Glied mit einer gut anliegenden Mullbinde umwickeln, nachdem man die Gelenke und Knochenvorsprünge mit Watte bedeckt hat. Die mit feinem Gips gut eingeriebene, locker geführte Gazebinde wird in Wasser (mit Zusatz von 1 Teelöffel Alaunpulver zu einem tiefen Teller voll Wasser) eingetaucht, bis keine Luftblasen mehr ausströmen und nun, ohne vorher einen Druck auf sie auszuüben, rasch, gleichmäßig und nicht zu fest (man rollt die Binde einfach ab) um das Glied in 2—3 Schichten übereinander gelegt. Gipsbrei (Gipspulver so lange in eine mäßige Quantität Wasser geschüttet, bis es nicht mehr untersinkt, schnell umgerührt und als dünner Brei aufgetragen) braucht man nicht darüber zu schmieren, er macht den Verband zu schwer und seine Ablösung zu schwierig. Man läßt Finger und Zehen frei, damit sie geübt werden können. Schwellen sie an, werden sie blau und unbeweglich, klagt Patient über Druckschmerz, so muß der Verband schnell abgenommen werden. Er wird täglich revidiert. Ueber die gute Lage der Fragmente gibt die Röntgen-Durchleuchtung durch den Verband Aufschluß.

Eine sehr gute Modifikation der Gipsanwendung sind die Gipsschienen: Dünne Streifen von Leinwand, an den Seiten mit Einschnitten in Abständen von 2—3 cm versehen, werden so auf das Glied gelegt, daß sie dessen Kontur um 5—6 cm überragen, dann mit Gipsbrei gut imprägnierte Streifen von Hanf (Beely), Flachs, Drillich, Watte, der Länge nach und in nicht zu großer Dicke von den Rändern nach der Mitte fortschreitend darauf geworfen. Nun werden die eingeschnittenen Ränder der Leinwand umgeschlagen und auf die Oberfläche etwas Gipsbrei geschmiert. Man wartet nun das Erstarren ab, wobei man die harten Ränder etwas abstumpft oder abhebt. Zur Suspension kann man auch einige Tapezierringe einfügen (am Beine auf dem Fußrücken, am Fußgelenke, unter- und oberhalb des Kniegelenkes und am oberen Ende der Schiene). Die Schienen werden mit Bindentouren befestigt. Sie haben den Vorteil, daß sie gut fixieren, und doch abnehmbar sind, daher soll man sie den Gipskompressen (in Gipsbrei getauchte Sackleinewandkompressen), die Pirogoff direkt auf die Haut legte, vorziehen. Um die schwer aseptisch zu haltenden Fenster im zirkulären Gipsverbande zu vermeiden, hat Pirogoff den Gipsbrückenverband angegeben: das Glied wird an der gesunden Seite in eine Gipsschiene gelagert, an der verletzten aber kommt ein großer, in Gipsbrei getränkter Ballen von Werg oder Watte oberhalb und unterhalb der Wunde direkt auf das Glied und darüber eine Holzschiene, welche mit breiten Streifen eingegipster Leinwand befestigt wird (Fig. 1c). Der Verband ist sehr schwer und nicht aseptisch zu halten. Esmarchs Gips-

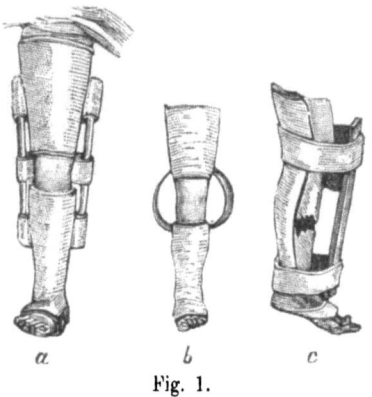

Fig. 1.

bügelverband umgibt das Glied oberhalb und unterhalb der Wunde mit einem zirkulären Gipsverbande und fügt darin zwei in einem starken Bogen gekrümmte Bügel aus Bandeisen so ein, daß die Wunde von allen Seiten freibleibt. Dieser Verband gibt weiten Spielraum und hat viele Vorzüge, doch ist das Bandeisen nicht überall zur Stelle (Fig. 1b). Endlich hat Pirogoff noch einen Gipslattenverband angegeben, bei welchem eine obere und untere Gipsschale durch 2 Latten verbunden werden (Fig. 1a). Besser als diese Verbände ist der von Haga empfohlene abnehmbare Gipsverband: 2 sackartig, nach Form des Gliedes geschnittene und mit Flanell oder Lint gefütterte (nicht unbedingt nötig) Stücke Baumwollenzeug werden an einer Seite aneinandergenäht. Die Nahtlinie bildet die Verbindung des aufklappbaren Verbandes. Die Füllung geschieht mit Gipsbrei. Das ist das beste unter diesen Verfahren, doch die Anwendung von Gipsschienen als einfacher und wirksamer vorzuziehen.

Zur bequemeren Anlage eines Beckengürtels bei Gipsverbänden am Oberschenkel haben Volkmann eine Beckenstütze in Fußbankform, Esmarch und Bardeleben stellbare Eisen, die an den Tisch angeschraubt werden (das Becken ruht mit den Tubera ischii auf einer kleinen, breiten, eisernen Platte, der Rumpf von den Brustwirbeln ab auf einer Matratze, so daß Kreuzbein- und Lendenwirbelgegend für die Beckentouren frei bleiben; gegen die senkrecht nach oben stehende eiserne Röhre, die gut mit Watte gepolstert wird, legt sich das Perineum), Esmarch auch eine Hackenstütze angegeben, die durchweg sehr handlich und förderlich sind. Fig. 2 stellt eine solche Lagerung auf einer Beckenstütze von Holz dar, die auf einem Brette befestigt ist.

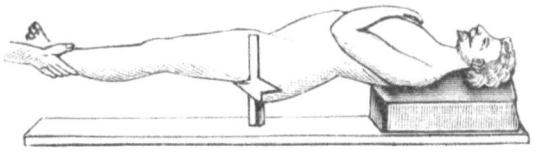

Fig. 2.

Zur Entfernung der Gipsverbände sind Instrumente (von Esmarchs Messer mit Stahlstachel am Handgriffe, durch welchen man den Verband einstoßen und eine Rinne für die Gipsschere schaffen kann, Szymanowskis Baumschere, Watsons Schere und Säge vereint, Sägen [von Lücke mit gekrümmtem Blatte, von Lutter in Zahnradform]) angegeben. Anfeuchten des Verbandes mit Salzwasser durch mehrere Stunden erleichtert seine Abnahme. Durch mediane Längsspaltung oder 2 Seitenschnitte kann man den zirkulären Gipsverband in Schienen verwandeln.

Maximen zur primären Zurichtung der Gelenkschußwunden.

§ 24. Die Beschaffenheit der Weichteilwunden steht auch bei der Prognose der Gelenkschußwunden in erster Reihe. Bei kleinen Hautwunden hat die konservative Behandlung der Gelenkschußbrüche so glänzende Resultate ergeben, daß Resektionen überhaupt kaum noch verrichtet zu werden brauchten, Eiterungen nicht mehr vorkamen (Küttner), die Gelenke völlig brauchbar wurden. Von primären Resektionen kann also auf dem Verbandplatze keine Rede mehr sein. Man versorgt die äußeren Wunden mit aseptischer Okklusion und fixiert die Gelenke, am sichersten mit einem okklusiven Gipsverbande, besonders an den Gelenken der unteren Extremitäten, bei denen der oberen reichen Schieneneinlagen in den Verbänden meist aus. Das Gelenk bekommt darin die Stellung, in der es am meisten gebraucht wird. Auch die Indikationen zur primären Exartikulation der Gelenke sind auf unersetzlich große Verluste der Weichteile, starke Zertrümmerungen der Knochen neben Zerreißung großer Gefäß- und Nervenstämme zusammengeschrumpft. Die Größe der Knochenverletzung bildet an sich keine Indikation für ein operatives Eingreifen auf den Verbandplätzen. Die Engländer erinnern sich keiner auf diesen verrichteten primären Resektion im Boerenkriege.

Alle operativen Eingriffe auf den Verbandplätzen

§ 25. erfordern strenge Asepsis. Da eine solche schon in Hinblick auf den Wassermangel schwierig oder überhaupt nicht zu beschaffen ist, so beschränkt man alle Operationen in den Verbandplätzen auf die Fälle, in denen es gilt, eine dringende Lebensgefahr zu beseitigen.

1. Desinfektionsverfahren.

Der Hände. Die Methode von Fürbringer dürfte sich am meisten empfehlen:

10 Minuten langes Waschen mit Schmierseife und Bürsten in heißem Wasser (durch 5 Minuten langes Kochen in einem reinen Topfe keimfrei gemacht), kräftiges scheuerndes Abtrocknen mit einem sterilen Tuche, Reinigen der Nägel mit einem Nagelreiniger, nochmaliges Abseifen, Waschen mit 70—80 % Alkohol, dann 3 Minuten lang in Sublimatlösung ($^1/_2$ $^0/_{00}$ [eine Pastille von Angerer auf 1 Liter Wasser]). Einfacher, doch teurer und schwer in großen Mengen zu beschaffen ist die Desinfektion mit Seifenspiritus (Mikulicz). (Man kann ihn zwar durch Watte filtrieren und wieder verwenden, doch ist auch dies zu umständlich für die Feldpraxis.) Während des Operierens werden die Hände immer wieder in Sublimatlösung gereinigt. Bei Wassermangel rät Vollbrecht, eine Paste aus Kokosfett und 96 % Alkohol, in Staniol verpackt mitgenommen, mit einer Bürste in die Hände so lange einzureiben,

Die Arbeiten auf den Verbandplätzen.

bis sich ein trockner Ueberzug auf ihnen bildet. Pfoerringer nimmt Seifenspiritus mit Bimstein dazu, zwei sehr empfehlenswerte Präparate für die Feldpraxis. Das Beste wäre freilich, wenn die freiwillige oder offizielle Pflege 50 Paar Gummihandschuhe für jeden Verbandplatz lieferte, welche trocken, mit Talk eingepudert und in ein Tuch eingeschlagen sterilisiert und nach dem Gebrauche abgespült, mit Gaze ausgestopft getrocknet werden. Operateure und Assistenten tragen reine weiße Leinenröcke, darunter Gummischürzen.

Zur Desinfektion der Instrumente genügt 5 Minuten langes Kochen in 1 % Sodalösung (scharfe Instrumente werden dabei mit Watte umwickelt) in einem Sterilisationsapparate, im Notfalle in einem reinen Metalltopfe. Nach dem Gebrauche werden sie in kaltem Wasser abgespült, in Sodalösung mit etwas Schmierseife ausgekocht, ausgebürstet, abgetrocknet und mit Alkohol abgerieben. Für die Pinzetten und Kornzangen, mit denen man bei nicht desinfizierten Händen Verbandmittel und Wundumgebung anfaßt, genügt Ausglühen in einer Flamme. Schüsseln werden mit Spiritus übergossen und dieser dann angezündet.

Das aseptische Verbandmaterial (Mull, Brunssche Watte, Moos-Pappe etc.) wird bereitet durch Einwirkung ($^3/_4$ Stunden) des strömenden Dampfes im Schimmelbuschschen Apparate, im Notfalle in einem überhitzten Backofen, Waschkessel, in die man reine große eiserne Töpfe mit dem Verbandmateriale setzt. Gewichtige Stimmen reden der Antisepsis im Felde das Wort. Das Material für sie ist aber noch schwerer zu beschaffen und kaum lange antiseptisch zu erhalten, auch ihre Handhabung beim Wassermangel unmöglich. Hat man es aber, so legt man die Wunde aseptisch an, bedeckt sie trocken und verleiht ihr durch eine antiseptische Umhüllung noch einen besonderen Schutz.

2. Aseptische Zurichtung der Wunde und des Operationsfeldes.

§ 26. Die Wunde wird mit steriler Gaze bedeckt während des Auskleidens, ihre Umgebung durch Aether (auch wohl Benzin, Terpentin) und Rasieren vom groben Schmutz befreit und nun wie bei der Desinfektion der Hände gereinigt. — Operiert wird in einem warmen Zimmer, der Verwundete gut eingehüllt. So wenig Hände wie möglich kommen an die Wunde, am besten nur sterile Instrumente. Es soll rasch, sicher und doch Alles gut verrichtet, die Narkose möglichst abgekürzt, zwischen 2 Operationen die gebrauchten Leinentücher etc. erneuert, Hände und Instrumente wieder desinfiziert werden. Je sicherer man der Asepsis ist, desto weniger soll man spülen. Als Tupfer benutzt man Ballen sterilen Verbandmaterials. Die immer wieder empfohlenen Schwämme sind zwar sehr handlich, doch im Felde nicht steril zu halten. Als Spülwasser empfiehlt sich die Tavelsche Lösung (7,5 $^o/_{oo}$ Salz — + 2,5 $^o/_{oo}$ Sodalösung).

Für reichliche Drainage ist zu sorgen: Drains, Jodoformgazestreifen. Sie werden in den Operationswunden oder in neu angelegten Schnitten gut fixiert und beim ersten oder zweiten Verbandwechsel teilweis oder ganz entfernt. Nach allen größeren Operationen sollte man einen typischen aseptischen Verband anlegen: auf die Wunde gekrüllte aseptische Gaze, Umwicklung derselben mit breiten, in dicken Schichten bindenförmig aufgerollten aseptischen Gazestreifen, darüber ein weit umfassendes Mooskissen oder Wattepolster, und nun eine leicht komprimierende Kambrikbinde zur Fixation des Verbandes. Eine große Plage sind die Fliegen im Sommer. Sie sitzen auf den Wunden in Scharen, da sie der großen Masse von Pferden der Armee folgen und übertragen leicht Infektionsstoffe. Daher muß man die Wunden gleich mit Gazeläppchen bedecken, bis die Verwundeten zum definitiven Verband kommen.

3. Operationsverfahren.

a) Die primäre Blutstillung.

§ 27. Wir haben schon hervorgehoben, daß der Kriegschirurg heute mit der primären Blutstillung viel weniger zu tun hat. Daher ist es wohl möglich, daß der Arzt diese schwierige Aufgabe selbst verrichtet, damit sie rechtzeitig mit dem richtigen Verfahren und aseptisch geschieht. Alle Styptika sind dabei ausgeschlossen, besonders das beliebte Eisenchlorid.

Zur provisorischen Stillung parenchymatöser, auch venöser Blutungen genügt die aseptische Tamponade:

Festes Aufdrücken kugelförmig geballter steriler Verbandmassen auf die Wunde, so daß die Lagen einen Trichter (Spitze in der Wunde) bilden, auch feste Naht über einem sterilen Tampon, oder Vollstopfen der Wunde und des Schußkanals mit Jodoformgaze oder Adrenalintupfern und Fixierung des Verbandes mit einer gut komprimierenden Binde.

Kleine zu Tage liegende blutende Gefäße kann man torquieren (isoliertes Fassen mit einer Pinzette, Hervorziehen und 6maliges Drehen um ihre Axe), oder umstechen (Einstechen einer doppelt eingefädelten Nadel durch die blutende Stelle. Trennen der Fäden und Knüpfen derselben über

Die Arbeiten auf den Verbandplätzen. 21

der Haut (oder einem untergeschobenen sterilen Ballen) oberhalb und unterhalb der Pinzette. Besser ist es aber immer und weniger umständlich das Gefäß zu fassen, vorzuziehen und über der herabhängenden Pinzette zu **unterbinden**, oder diese liegen zu lassen, wobei man die Wunde nicht zu berühren braucht.

Bei allen **stärkeren Blutungen** aus **tiefliegenden Gefäßen** verrichtet man zur provisorischen Blutstillung zuvörderst die **Digitalkompression**.

Bei der Carotis communis Umgreifen des Halses von hinten her auf der Höhe des Kehlkopfes, Daumen auf dem Nacken, die 4. Finger am Innenrande des Kopfnickers, Druck der Arterie gegen die Wirbelsäule; bei der Subclavia Druck der Arterie gegen die erste Rippe an ihrer Kreuzung mit der Clavicula; der Axillaris gegen den Humeruskopf, indem man die Spitze sämtlicher Finger in der Axilla auf die vordere Grenze des Haarwuchses, den Daumen auf die Schulter setzt; der Brachialis gegen den Humeruskopf, indem man die Fingerspitzen gegen den Sulcus bicipitalis in der Mitte des Oberarms fest einsetzt; der Aorta abdominalis bei erschlafften Bauchdecken gegen die Wirbelsäule; der Art. iliaca externa gegen den Ramus horizontalis ossis pubis.

Damit gewinnt man Zeit für die **Esmarchsche Umschnürung**. Sie ist unnötig bei kleinen Blutungen. Man legt sie nicht zu fest und nicht zu lange (3—5 Stunden) an:

Senkrechte Erhebung des Gliedes (sie macht die Einwicklung mit einer gespannt geführten Gummibinde unnötig) und Umschnürung des Gliedes zentralwärts mit einem gedehnt geführten Gummischlauch (Esmarchs Hosenträger, im Notfalle reinem Stricke, Drain etc.) Am Arme nimmt man eine breitere Gummibinde, um Drucklähmungen zu verhüten. Die Umschnürung wird mit einem Knoten oder mit Haken und Oese an einer Kette geschlossen. Die nach der Abnahme des Schlauches eintretende starke angioparalytische parenchymatöse Blutung steht durch Kompression am elevierten Gliede.

§ 28. Die **definitive Blutstillung** ist durch Unterbindung des blutenden Gefäßes in loco necessitatis noch auf dem Verbandplatze vorzunehmen. Alle mit einer provisorischen Blutstillung auf den Hauptverbandplatz anlangenden Verwundeten werden auch in der Operationsabteilung zuerst versorgt. Das Aufsuchen des verletzten Gefäßes ist oft schwierig, denn die Blutung steht meist, wenn man den Schlauch löst. Darauf kann man sich aber nicht verlassen, denn sie tritt doch bald wieder ein. Die Wunde wird erweitert. Nun muß man dem der Gefäßwunde adhärierenden Blutpfropfe nachgehen und dem anatomischen Verlaufe des Gefäßes folgen.

Das Gefäß wird mit einer senkrecht zur Wunde gestellten Pinzette gefaßt, mit einer zweiten gut isoliert, bei gesenktem Griffe der Pinzette oberhalb und unterhalb der Wunde unterbunden und quer durchschnitten. Abgehende Kollateralen nimmt man mit in die Ligatur. Jedes Gefäß kann man unterbinden. Es ist nicht geraten, bei der Läsion großer Venen auch die benachbarte Arterie mit zu unterbinden. Besondere Vorsicht erfordert die Isolierung der Nerven.

Nach der Ligatur wird die Wunde aseptisch hergerichtet und mit Nähten geschlossen, das Glied von der Peripherie nach dem Zentrum eingewickelt und ruhig gelagert. Die Venen werden wie die Arterien unterbunden. Seitenligaturen sind zu unterlassen. Die Venennaht ist für die Feldpraxis zeitraubend und unsicher.

Bei Wunden fixierter Venen am Halse und in der Axilla ist die Aspiration von Luft bei der Inspiration zu fürchten, die jäh zum Tode führt. Man soll daher gleich einen aseptischen Tampon auf die Venenwunde drücken oder den Grund der Wunde mit einer physiologischen Kochsalzlösung füllen. Ist die Luft aspiriert (schlürfendes Geräusch), so schließt man die Wunde bei der In- und öffnet sie bei der Exspiration. Versuche, die Luft wieder auszusaugen, kommen zu spät, gelingen auch nicht. Unter zentraler Kompression legt man die Ligaturen an.

Die Unterbindung am Orte der Wahl ist viel leichter, aber unzuverlässig bei primären, und wenig sicher bei sekundären Blutungen. Man sollte sie daher nur in der äußersten Not verrichten und bei Blutungen aus der Art. femoralis gleich die Art. iliaca externa, bei solchen aus der Art. brachialis gleich die Art. axillaris verschließen, um vor Nachblutungen sicher zu sein.

Das Gefäß wird an der zugängigsten Stelle, die wir später für jedes einzelne kennen lernen werden, mit einem großen Längsschnitte freigelegt, die Scheide zwischen 2 Pinzetten oder nach Eröffnung eines mit einer Pinzette hochgehobenen Keils auf der Hohlsonde gespalten, ein Doppelfaden von der Venenseite herumgeführt (bei der Vene von der Arterienseite) und nun das Gefäß doppelt im Abstande von 1—2 cm oberhalb und unterhalb unterbunden und quer durchschnitten. Zu Massenligaturen durch tiefe Umstechungen soll man unter keinen Umständen greifen.

Bei Blutern hat man geraten, durch subkutane Injektion einer 1prozentigen Gelatinelösung (100 g + 0,5 Chlornatrium, auf 27° C. abgekühlt) unter die Bauchhaut, nötigenfalls täglich wiederholt, die Gerinnungsfähigkeit des Bluts zu steigern (ein zwar erprobtes, aber im Felde schwer zu verwertendes Verfahren).

§ 29. Gegen die Gefahren einer **erschöpfenden Blutleere**, bei der durch anhaltendes Erbrechen Küche und Keller, an die man sich sonst halten könnte, versagen, sind im Felde Bluttransfusionen, Einspritzungen von einer warmen Kochsalz- (0,6—0,9% etwa 200 ccm) oder einer Adrenalinlösung (1:40,000 in derselben Quantität) in die Venen nicht zu verwertende Methoden (aus leicht begreiflichen Gründen). Man macht dafür die wohlbegründeten subkutanen Injektionen einer sterilisierten warmen Kochsalz- (siehe oben) oder der Gauleschen Lösung (6 g Chlornatr., 0,05 Natronlauge ad 1000 g Wasser), im Ganzen 1—2 Liter an verschiedenen Körperstellen (Infraclaviculargegend, äußerer und vorderer Seite des Femur, Abdomen etc.) aus einer großen warmen sterilen Spritze. Mit Recht empfehlen die Engländer Klysmata von 200 ccm warmer Kochsalzlösung + 30—50 ccm Whisky in Absätzen von ½—1 Stunde wiederholt. Daneben Zufuhr von Sauerstoff, subkutane Injektionen von Aether, Kampheröl, und Autotransfusion (elastische Umschnürung der Extremitäten, oder starke Elevation derselben bei tiefer Lage des Kopfes).

b) Die primäre Amputation und Exartikulation auf den Verbandplätzen.

§ 30. Als Indikationen gelten - für die Reamputation: Abrisse der Glieder, für die Amputation: große unersetzliche Defekte der Weichteile, umfangreiche Zertrümmerungen großer Extremitätenknochen bei großen Wunden, die Läsionen größerer Gefäße und Nerven zugleich über einer Schußfraktur, Entfernung der Infektionsquelle und Verhinderung weiterer Nachschübe bei frühzeitigem Eintritt septischer Phlegmonen, Brand, Tetanus. Ist das Glied abgerissen, so erfordert schon die Blutstillung die sofortige Reamputation. Sie kann im Shock und Lokalstupor ohne Allgemeinanästhesie geschehen. Das Fortzunehmende braucht nicht desinfiziert zu werden, man hüllt es in Tücher mit Sublimatwasser durchtränkt ein. Dagegen haben im allgemeinen die Amputationen keine

Eile, wenn die Wunde aseptisch versorgt, das Glied gut fixiert ist.

Man überläßt sie, wenn keine dringenden Indikationen (starke Blutungen bei großen Weichteil- und umfangreichen Knochenwunden) bestehen, besser den Feldlazaretten. weil hier die Indikationen ruhiger und sicherer gestellt, die Asepsis besser geübt werden können. Man versäumt dabei nichts, denn die Asepsis hebt die primären und sekundären Zeiten auf. Durch Zuwarten ist manches Glied gerettet worden. In dem Boerenkriege ist überhaupt selten, auf den Verbandplätzen aber garnicht von den Engländern amputiert worden.

§ 31. Als Instrumente braucht man mittlere Amputationsmesser (Listonsche Halbmesser, auch die Langenbeckschen kleinen sind sehr brauchbar), Bogensäge (mit weit gespanntem Bogen und einer Doppelreihe von Zähnen), Lüersche Hohlmeißelzange, Elevatorien, feine Meißel, ein Dutzend Péanscher Unterbindungspinzetten, gerade und krumme Scheren, Hakenpinzetten, Ligaturen aus karbolisierter Seide und Katgut, Nadeln, Nadelhalter etc., Esmarchsche Konstriktionsbinden, Chloroformapparate.

Ein Assistent umfaßt das Glied oberhalb des Schnittes mit den Händen und retrahiert gleichmäßig Muskeln und Haut; der zweite trägt das Glied und folgt mit demselben den Bewegungen des Messers des Operateurs, damit er die Schnittführung erleichtert; ein dritter reicht die Instrumente zu. Die antiseptischen Tupfer stehen neben dem Operateur, damit er sich selbst bedienen kann. Operateur und Assistenten stehen schräg, daß sie neben einander Platz haben, der Operateur nicht zu nahe dem Kranken und so, daß ihm das Glied zur rechten Hand abfällt. Die Wunde soll im gesunden Gewebe angelegt, an den oberen Extremitäten jeder Zoll gespart (locus necessitatis), an den unteren Extremitäten kann je nach der günstigen Lage der Narbe und der guten Anpassung der Prothese entsprechend freigebiger verfahren werden (locus electionis).

Die Wahl der Methode hängt von der Indikation, der Ausdehnung und dem Sitze der Verletzung und von der persönlichen Uebung des Operateurs ab. Im allgemeinen verdienen die Zirkelschnitte im Felde den Vorzug, sie sind leicht auszuführen, geben eine gute Bedeckung und einen brauchbaren Stumpf, während nach Lappenoperationen oft Nekrosen (besonders am Rande) eintreten, auch verfallen die im Lappen verbliebenen Muskeln meist der Atrophie und so entstehen konische Stümpfe. Doch sind im Lappen auch wieder Reste von Weichteilen gut zu verwerten. Die Durchtrennung der Weichteile wird bei den einzelnen Methoden geschildert. Vor dem Sägen zieht man einfach oder doppelt gespaltene Jodoformgazekompressen fest über die Weichteile, schützt den Lauf der Säge mit dem Daumennagel der linken Hand, fest gegen den Knochen gesetzt, und führt die Säge mit langen und langsamen Zügen ohne Druck anzuwenden. Die scharfen Knochenkanten glättet man oder rundet sie ab mit der Listonschen oder Lüerschen Knochenzange oder mit einer schmalen Säge. An 2röhrigen Gliedern werden beide Knochen zusammen durchtrennt. Alle blutenden Gefäße werden sorgfältig unterbunden: Man faßt sie mit der Pinzette, so daß diese herabhängt am Stumpfe, isoliert sie mit zwei anatomischen Pinzetten, so daß sie frei hervorgezogen werden können, faßt sie nun quer mit einer Unterbindungspinzette, führt einen starken Seidenfaden möglichst hoch um das Gefäß, schließt ihn sicher mit einem chirurgischen Knoten und schneidet nun zwischen Ligatur und Pinzette den Gefäßstumpf ab. Hat man die Esmarchsche Umschnürung verwendet, so unterbindet man, zur Abwehr der angioparalytischen Nachblutung, beim liegenden Schlauche alle sichtbaren Gefäße, löst diesen dann am stark elevierten Stumpfe, während die Wunde mit steriler Gaze komprimiert gehalten wird, und unterbindet dann erst noch alle blutenden Gefäße. Auch die Nervenstümpfe zieht man 1—2 cm weit heraus und schneidet sie mit einem Scherenschlage fort, damit kein Neurom des Stumpfes eintritt. Man kann nun bei sicherer Asepsis gleich die Naht anlegen, bei unsicherer aber macht man erst einige Tage die aseptische Okklusion (Schürzentamponade): ein Jodoformgazeschleier über die Wunde ausgebreitet, nun die Weichteile weit hervorgezogen und der Wundtrichter in dem Jodoformgazesack mit steriler Gaze ausgestopft. Am besten hat sich die Neubertsche Etagennaht bewährt, welche ohne Drains die Ansammlung von Wundsekreten verhindert: Sie beginnt am Periostlappen und vereinigt nun die passenden Stellen der Muskeln, Fascien und Haut schichtweise. Die Muskeln werden dabei in ihren Scheiden stark herausgezogen, damit sie richtig und fest schließend vereinigt werden können. Bei unsicherer Asepsis verrichtet man sie nicht, drainiert vielmehr reichlich oder tamponiert den Trichter aus und vereinigt darüber die Muskeln und Haut mit einigen Nähten, zwischen die man Jodoformgazestreifen einlegt. Der Verband wird — wenn nicht andere Indikationen zu einer früheren Abnahme vorliegen — erst nach 6—8 Tagen gewechselt, die Nähte entfernt (s. S. 21), die Drains beseitigt. Nach 14 Tagen soll die Heilung vollendet sein. Der Stumpf wird hoch gelagert und gut fixiert, um die quälenden Zuckungen zu beseitigen, auch gibt man Opiate. Später wird er zentrifugal gewickelt, damit die Muskeln sich nicht zu stark retrahieren.

§ 32. Unter den Zirkelschnitten wird der zweizeitige nach Petit am meisten geübt (Durchschneidung der Haut und Muskeln in 2 Zeiten und Ebenen): Der Operateur zieht mit der linken Hand die Weichteile kräftig zurück, führt das Messer unter dem Gliede fort und setzt es auf die Mitte der vorderen Fläche des Gliedes mit der Spitze auf, schiebt es bis zum Hefte, die Haut sanft durchtrennend, zu sich vor und zieht es in derselben Richtung, die Schneide des Messers ganz verbrauchend, zurück, bis $3/4$ des Gliedes umschnitten sind und das Messer wagerecht ausgezogen ist; nun wird die Spitze des Messers wieder in die Mitte der noch undurchschnittenen Haut eingeführt, bis in den Anfang des ersten Schnittes nach oben vorgeschoben und dann bis zum Ende desselben nach unten zurückgezogen. Ist so die Haut bis auf die

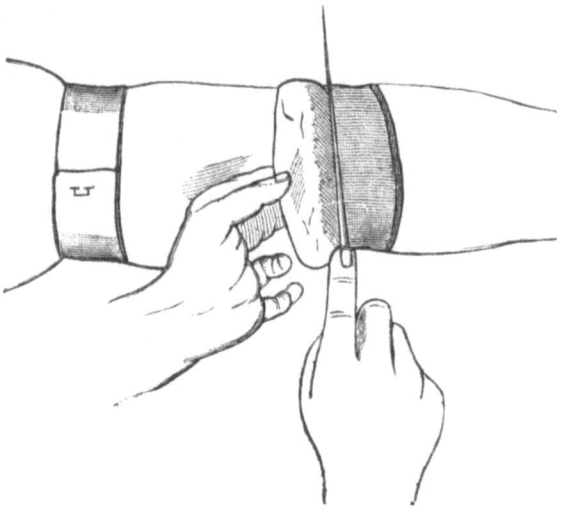

Fig. 3. Zirkelschnitt: Manschettenbildung (Esmarch).

Fascie (oder auch mit dieser zugleich durchtrennt), so kann man diese entweder in toto zirkelförmig zentralwärts 3 Finger breit abpräparieren und umschlagen, oder man macht, an der hinteren Fläche des vom Assistenten hoch gehobenen Gliedes parallel seiner Längsachse einen $1/3$ des Dickendurchmessers des Gliedes umfassenden Schnitt durch die Haut (resp. auch Fascie) und löst nun von hier ausgehend mit senkrecht zum Gliede gerichteten Zügen eine Manschette, die bis zur Basis zurückgeschlagen wird (Fig. 3). Am Oberschenkel und Oberarm genügt aber eine starke Retraktion der Haut durch Operateur und Assistent, während ersterer alle spannenden Stränge, besonders an der Beugeseite mit senkrecht auf die Fascie gerichteten Schnitten durchtrennt. Die Muskeln werden nun wie die Haut erst an der Grenze dieser, dann Schicht für Schicht durchschnitten, so daß die tiefere Schicht jedes Mal etwas mehr zentral durchtrennt wird, als die nächst obere, der Stumpf also einen Trichter bildet, in dessen oberem Ende der Knochenstumpf liegt. An zweiröhrigen Gliedern durchschneidet man zwischen den zentralwärts aufgesetzten Fingern des Operateurs, während ein Assistent darüber mit einem Haken die Muskeln zentralwärts zieht, nach unten und oben die Muskeln im Knochenzwischenraum vorn und hinten schichtweise durch. Nun bildet man einen Periostlappen teils durch Zurückschieben der Beinhaut mit dem Raspatorium, teils durch Ablösen desselben mit dem Resektionsmesser, dessen Schneide scharf gegen den Knochen gerichtet wird, und so groß, daß er den Knochenstumpf reichlich deckt. Wir werden bei den osteoplastischen Amputationsverfahren sehen, daß man heute den Periostlappen aufgegeben und Periost und Knochenmark weithin im Knochenstumpfe entfernt hat.

§ 33. Da dieser Zirkelschnitt aber eine ungünstige Narbe gibt, so übt man mehr den **schrägen Zirkelschnitt**, dessen Narbe an der hinteren Seite liegt: das obere und untere Ende des Schnittes werden nach Faltenerhebung der Haut mittelst zweier kurzer Schnitte markiert, von denen der periphere senkrecht, der zentrale wagrecht steht, der obere die Stelle bezeichnet, an der das Periost durchschnitten werden soll, der untere um den ganzen Querschnitt des Gliedes tiefer liegt. Nun folgt der Schnitt durch die Haut und Fascie, welche als Hautfalte erhoben werden mit der linken Hand, vom peripheren Markierschnitte ausgehend, in sägenden Zügen erst durch die Haut, dann durch die Muskeln zentral vordringend, wobei immer mehr Muskeln in die Manschette aufgenommen werden, bis er am oberen Markierschnitte das Periost erreicht, von dem nun ein Lappen gebildet und dann mit einem halben Zirkelschnitt an der Basis die noch ungetrennten Weichteile durchschnitten werden.

§ 34. **Lappenschnitte** haben bei Reamputationen den Vorzug, weil man dabei alle Hautfetzen benutzen kann. Man kann sie so vorrichten, daß hinten und vorn oder links und rechts zwei kurze, oder vorn oder hinten ein größerer Lappen entsteht, daß der Lappen nur Haut, oder auch noch Muskeln enthält. Ein großer Lappen, die Hälfte des Gliedumfanges umfassend, wird besonders bei Exartikulationen durch Einstich von der Basis aus, also von hinten nach vorn gebildet: halbmondförmig, besser rechteckig (ein zungenförmiger ist zu schlecht ernährt), das Messer verläuft dabei dicht über dem Knochen und wird mit sägenden Zügen nach der Peripherie bis zum breiten Ausschnitte geführt; oder umgekehrt von vorn nach hinten durch einen Schnitt, der auf der Haut an der Spitze des Lappens begonnen und mit senkrecht gegen die Fascie gerichteten Messerzügen bis auf den Knochen zur Basis des Lappens geführt wird. Der so entstandene Lappen wird hochgeschlagen und nun an seiner Basis (doch etwas tiefer nach der Peripherie zu) ein Zirkelschnitt verrichtet. — Fügt man zum Zirkelschnitt zwei Seitenschnitte, so kann man zwei kleine viereckige Haut-

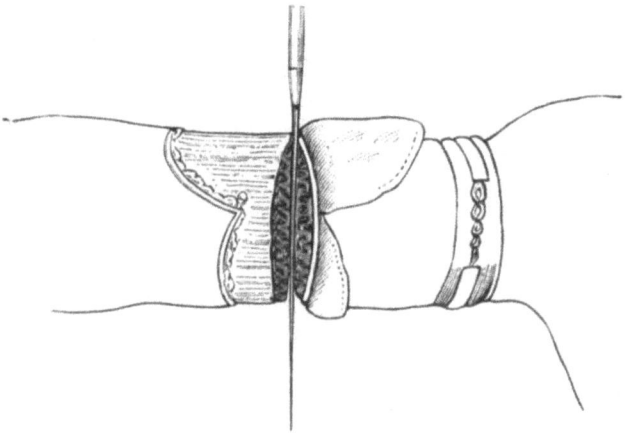

Fig. 4. Größerer vorderer, kleinerer hinterer Lappen (Esmarch).

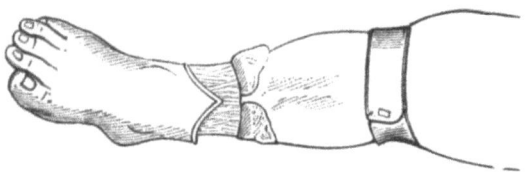

Fig. 5. Gleich große Lappen (Esmarch).

lappen abpräparieren, besser aber ist es, gleich zwei Lappen, einen kleineren hinteren und vorderen größeren anzulegen. Dies ist besonders bei Reamputationen zu empfehlen, denn ein großer Lappen stirbt leicht partiell oder total ab. Bei der Exartikulation der Gelenke wird die Kapsel, eine Fortsetzung des Periosts, vom Knochen gelöst und bis zur Gelenklinie zurückgeschoben.

§ 35. Beim Ovalärschnitt, in dem zwei Lappen, links und rechts an der Extensorenseite beginnend, mit einem Querschnitte an der Beugeseite zusammenstoßen, so daß die Wunde Kartenherzform erhält, wird die vordere obere Spitze gern lineär nach oben fortgesetzt (Lanzettschnitt). Er wird zweiseitig ausgeführt, erst an der einen, dann an der anderen Seite, und durchtrennt die ganze Dicke der zu durchschneidenden Teile mit einem von vorn nach hinten geführten Zuge: Ab- und Aufwärtsdrängen der Weichteile am Knochen an der Außenseite des Gliedes, Durchschneiden derselben mit einem fast vertikal gehaltenen, schräg von außen nach innen

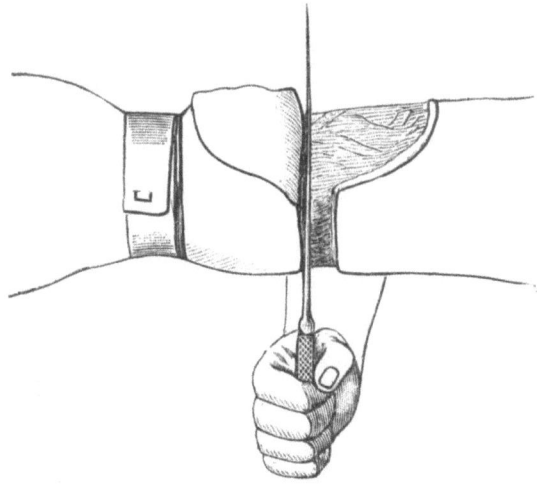

Fig. 6. Vorderer Lappen, hinterer Zirkelschnitt (Esmarch).

gegen den Knochen vordringenden kleinen Messer wie mit einem Hiebe bis auf den Knochen, Herübergreifen von oben her nach der inneren Seite und dasselbe Manöver, Zurückziehen der beiden Seitenlappen, Zirkelschnitt. Die Unterbindung ist schwieriger, die Lappenbildung unsicherer.

Die Ebene des Ovals soll mit der Längsaxe des Gliedes einen Winkel von 45° bilden.

In neuester Zeit verwirft Reclus alle Primäramputationen und setzt dafür gründlichste Desinfektion mit heißem Wasser von 60—65°, Einmauern des Gliedes in einen antiseptischen Brei 3 Wochen, doch soll sich dies Verfahren erst noch bewähren.

c) Die Tracheotomie (Abwendung der Erstickungsgefahr).

§ 36. Alle Verletzungen des Kehlkopfes (subkutane Frakturen durch Kontusion, offene Brüche, Hieb-,

Stich-, Schuß-Wunden) verlangen die prophylaktische Tracheotomie schon auf dem Verbandplatze. Die Operation ist um so eiliger, wenn die Verletzung die Phonation beeinträchtigt, oder die Atmung schon behindert. Der Sitz des Respirationshindernisses resp. der Wunde entscheidet über die Wahl des Ortes (Trach. sup. oder infer.) des operativen Eingriffes. Oft wird die Wunde schon die Einlage einer Kanüle gestatten.

Obere Tracheotomie. Kopf über einer Rolle nach hinten zurückgezogen, fest fixiert; Narkose überflüssig (event. Lokalanästhesie); Schnitt vom unteren Rande des Schildknorpels streng in der Mitte 4—5 cm oder länger nach abwärts, die subkutanen Venen vor der Durchtrennung unterbunden, schichtweise Durchtrennung der weißen Linie zwischen beiden Sternohyoidei (zwischen 2 Pinzetten, oder stumpf mit der Hohlsonde), alles Durchtrennte wird mit 2 stumpfen Häkchen auseinander gehalten, nun Trennung der Fascia thyreolaryngea auf der Kuppe des Ringknorpels mit Querschnitt $1/2$ cm lang, diese Fascie mit dem Isthmus von der Trachea stumpf abgelöst und nach abwärts gezogen, dann liegt das Ligam. conoideum und die Trachea im oberen Teile frei.

Untere Tracheotomie. Der Hautschnitt bis ins Jugulum verlängert, stumpfes Vordringen zwischen beiden Sternohyoidei, Durchtrennung der tiefen Halsfascie zwischen 2 Pinzetten, nun der Isthmus mit stumpfem Haken in die Höhe gezogen und zwischen 2 Längsvenen in der Mittellinie in die Tiefe gedrungen, das gefäßreiche Bindegewebe vorsichtig durchtrennt (Quervenen, Art. ima vor der Trennung unterbunden), das Fett mit stumpfen Haken gut auseinander und nach unten verzogen.

Liegt die Luftröhre frei, ist die Blutung gestillt, so werden zwei scharfe Haken in die Trachea eingesetzt, durch sie die Trachea emporgezogen und zwischen ihnen von unten nach oben (wegen abnormen Verlaufes der Anonyma, thyreoidea magna und ima) die Trachea (zwischen 7.—9. Ring) so gespalten, daß die Kanüle (event. zu ersetzen durch eine starke Federpose, ein Stück eines elastischen Katheters [angenäht an die Wundränder]) leicht hereingeht. Die Wunde wird so weit es geht mit Jodoformgaze tamponiert, hinter der Kanüle liegt eine gespaltene Jodoformgazekompresse. Die Kanüle wird mit Band um den Hals sicher, doch nicht zu eng befestigt. Hatte vorher Dyspnoë bestanden, so folgt nun eine längere Apnoë. Die innere Röhre wird entfernt und aseptisch gereinigt, so oft Atembeschwerden eintreten, die Kanüle aber erst nach 6—8 Tagen, wobei die Trachealwunde mit stumpfen Haken offen erhalten wird. Sie wird definitiv herausgenommen, sobald das Respirationshindernis beseitigt ist (siehe Halsschußwunden).

Ist während oder vor der Operation viel Blut in die Trachea geflossen und werden dadurch Erstickungserscheinungen bedingt, so saugt man durch einen in die Kanüle eingeführten weichen Katheter mittelst eines Ballons das Blut aus.

§ 37. Zur Entfernung von Luft beengenden Fremdkörpern im Innern des Kehlkopfes macht man die Thyreotomie, d. h. eine Spaltung des Schildknorpels.

Lokalanästhesie genügt; in dem eröffneten Kehlkopf kann man nach Kocher die Sensibilität der Schleimhaut noch abstumpfen durch Einpinselung von Kokain (S. 8). Die Tracheotomia superior geht voraus, oberhalb der Kanüle wird die Trachea tamponiert mit Jodoformgaze, oder die Kanüle wird mit Preßschwamm (Hahn) umwickelt, oder man benutzt die Trendelenburgsche Tamponkanüle. Freilegung des Larynx durch einen medianen Längsschnitt vom unteren Rande des Zungenbeins bis unter den Ringknorpel, Spaltung der Fascie, Sternalmuskeln zur Seite gezogen bis die Larynxkante frei liegt, Spaltung des Schildknorpels genau in der Mittellinie von unten nach oben (kräftige Knieschere ins Ligam. conoideum eingesetzt), nun die Schildknorpelplatten auseinander gezogen. Nach Verrichtung der Indikation kann man die Kehlkopfhälften primär vernähen, die Kanüle nach 3 Tagen entfernen.

§ 38. Sitzt der Fremdkörper in der Trachea, so macht man die Tracheotomia inferior mit großer Wunde, oder erweitert eine Trachealwunde und sucht nun mit einer krummen Zange den Fremdkörper zu fassen. Durch starke Hustenbewegungen wird er oft so hoch geschleudert, dass man ihn fangen kann. Ist er nicht zu erlangen, so läßt man die Trachealwunde offen, damit er noch spontan entleert werden kann.

§ 39. Sitzt der Fremdkörper oberhalb der Stimmbänder oder in der Glottis fest eingekeilt, so verrichtet man nach voraufgeschickter Tracheotomie die Pharyngotomia subhyoidea.

Hautschnitt bei stark nach hinten geneigtem Kopfe parallel dem unteren Rande des Zungenbeins quer über dem Vorderhals, Durchtrennung der Fascie, der Muskeln bis auf das Lig. thyreohyoideum medium, dieses und die Membrana thyreohyoidea zwischen 2 Pincetten mit senkrecht in die Tiefe gerichteten Schnitten durchtrennt und die Pharynxschleimhaut parallel dem unteren Zungenbeinrande durchschnitten, die Bandverbindungen getrennt, die Epiglottis hervorgezogen. Nun liegt der Kehlkopfeingang frei. Nach Erfüllung der Indikation kann man Kehlkopf- und Pharynxwunde wieder durch Nähte schließen. Die Ernährung geschieht durch die Schlundsonde.

d) Katheterismus und Abwendung der Harninfiltration.

§ 40. Bei Kontusionen der Harnröhre (ohne Blutabgang und Harnretention), kann man abwarten, besteht aber Ruptur der Schleimhaut oder der Harnröhre mit beiden, oder ist sie verletzt durch Projektile, so muß man, um Verhaltung und Infiltration des Harns zu verhindern, sofort einen dicken silbernen Katheter, an der oberen Wand der Harnröhre sich haltend, einzulegen versuchen, bis Urin abfließt. Er wird sterilisiert, wie die anderen chirurgischen Instrumente, zur Reinigung der Augen noch in Spiritus getaucht, den man anzündet. Der Chirurg steht an der linken Seite des Patienten und zieht den Penis über den mit sterilem Oele gefetteten (die Albarransche Gleitmasse ist selten zur Stelle [Hydrarg. oxycyanatum]) Katheter, wobei man streng in der Mittellinie bleibt. Drei enge Stellen (äußere Oeffnung, Pars nuda und Blasenhals) überwindet man mit sanftem Drucke, wobei man den Verlauf des Katheters an der Raphe oder mit einem in den Mastdarm eingeführten Finger überwacht. Ist man unter der Symphyse, so senkt man den Griff in einem Bogen von 180° nach abwärts zwischen die Beine des Patienten. Befestigt wird der Katheter in der Blase mit recht weicher Baumwolle (Twist) hinter der Eichel. Die Fäden werden um den Pavillon resp. um eine durch den elastischen Katheter gestochene Nadel geschlungen, gekreuzt und um die Eichelrinne in Zirkeltouren geknüpft. Weniger gut befestigt man die Fäden an einer Locke der Schamhaare. Der Dauerkatheter soll nur im Blasenhalse liegen. Er wird mit einem Pfropfen oder Quetschhahn verschlossen oder mit einem Gummischlauch versehen, um den Urin in ein neben dem Bette stehendes Gefäß zu leiten. Man wechselt den Verweilkatheter alle 3 Tage und spült die Blase aus mit einer Lösung von Arg. nitr. (1 : 4000). Statt des soliden Katheters ist ein weicher Verweilkatheter (Nélatonscher) vorzuziehen oder der Merciersche, dessen gebogene Spitze sich gut an der vorderen Wand hält. Die elastischen französischen und englischen Katheter werden vor dem Gebrauche mit Sublimatlösung (1 °/₀₀) einige Minuten hindurch gespült. Sie vertragen auch die Aufbewahrung in 2¹/₂ °/₀ Karbolglyzerin. Die wirksamste Sterilisation mit Formalindämpfen ist für die Feldpraxis ausgeschlossen. Man faßt ihn an der Spitze mit einer sterilen Kornzange und stopft den steril geölten Katheter langsam in die Harnröhre hinein. Den weichen Dauerkatheter befestigt man nach Dittel: daß man in der Mitte eines 1 cm breiten Heftpflasterstreifens von der doppelten Penislänge ein Loch schneidet, den Katheter durch dasselbe stößt, und nun die beiden Seitenhälften an den Penis klebt. Durch den eingeführten Katheter sticht man vor dem Orificium externum eine Nadel und befestigt diese durch einen zweiten Heftpflasterstreifen, den man an der oberen und unteren Seite des Penis anklebt. Auf Blasenspülungen soll man sich nur einlassen, wenn dringende Indikationen dafür gegeben sind (Füllung der Blase mit Coagulis, Zersetzung des Urins, eitriger Blasenkatarrh), und auch dann nur bis zur Erfüllung derselben. Als Spülwasser nimmt man schwache Borsäure- oder sterile Tavelsche Lösung (§ 26). Man füllt die Blase durch den Katheter und läßt die Flüssigkeit wieder ab.

§ 41. Gelingt der Katheterismus nicht mehr, so muß man den äußeren Harnröhrenschnitt machen. Man spaltet unter Leitung eines in die Harnröhre bis zu ihrer Verletzung eingelegten Katheters die verletzte Partie der Harnröhre bei Steinschnittlage des Patienten (Harnröhre frei am Rande des Operationstisches, Beine flektiert gegen das Abdomen) durch einen langen Schnitt in der Raphe, bis man auf das intakte hintere Ende (die stärker blutende Stelle) derselben kommt. Dies zu finden bedingt die Schwierigkeit der Operation, die man aber leicht überwindet, wenn man den Patienten erwachen und urinieren läßt. Einen Dauerkatheter einzulegen, ist nicht unbedingt nötig. Die Wunde behandelt man offen, nach jeder Harnentleerung wird sie gereinigt (Spülung oder Sitzbad). Von der 2. Woche ab beginnt man mit methodischem Katheterismus, der nun täglich geübt wird, um die Bildung einer Striktur zu vermeiden. Bei glatten Zerreißungen ohne Substanzverlust kann man die Naht der Harnröhre (enge, nicht bis in die Schleimhaut dringende Nähte) versuchen, wobei man die Hautwunde offen (Tamponade) läßt.

Größere Defekte der Harnröhre hat man durch Implantationen von Schleimhautlappen (aus dem Oesophagus der Tiere), oder durch Plastiken aus der Vorhaut (Meusel), der Haut des Oberschenkels etc. geschlossen.

Harnabszessen und Harninfiltrationen folgt man bis ins gesunde Gewebe mit dem Messer und trägt alles Brandige und Infiltrierte mit Pinzette und Schere ab. Gelingt die Auffindung der Harnröhre nicht, so macht man die Punktion der Blase mit Aspiration durch den Potainschen Apparat, oder mit einem sterilen dünnen Troikart, durch dessen Hülse man einen dünnen Nélatonschen Katheter als Dauerkatheter einschiebt. Die Nadel wird über der Symphyse eingestochen. Dies Verfahren kann man öfter wiederholen. Zur Entfernung von Fremdkörpern aus der Harnröhre benutzt man die schmale Zange Collins, die Kürette von Lüer, meist wird man aber auch zur Urethrotomia externa gezwungen sein.

e) Die Versorgung der perforierenden Höhlenwunden auf den Verbandplätzen.

Die dringendste Aufgabe bleibt dabei, die Patienten so schnell und sanft wie möglich in eine geordnete Lazarettpflege überzuführen, denn hier ist ihre sichere aseptische Versorgung allein möglich.

§ 42. *α*) Die primäre Versorgung der Kopfschüsse. Daß die primäre Trepanation auf den Verbandplätzen zu unterlassen sei, wird allgemein zugestanden. Man begnügt sich, nachdem man unter Bedeckung der Wunde mit Verbandstoffen den ganzen Kopf rasiert, gereinigt (Seifenwasser, Spiritus, Terpentin), auch die Wunde ohne Berührung mit den Händen mit sterilen Instrumenten und Verbandmateriale trocken von grobem Schmutz befreit und lose Splitter und Fremdkörper, die zur Hand liegen, vorsichtig extrahiert hat, mit einer breiten aseptischen Okklusion, oder mit Einstopfung eines Jodoformgazesackes, den man mit sterilem Verbandmateriale füllt (siehe S. 25).

§ 43. *β*) Primäre Versorgung der Schußverletzungen der Augen. Man muß sich bei ihnen auf den Verbandplätzen mit der aseptischen Okklusion genügen lassen, auf operative Eingriffe aber möglichst verzichten, doch Fremdkörper, die zu Tage liegen, extrahieren, und bei allen erheblichen Verletzungen des Bulbus die Einträufelung von Atropin nicht unterlassen; Wunden und Zerreißungen an den Lidern möglichst durch eine gute Naht vereinen, Plastiken aber vermeiden.

§ 44. *γ*) Primäre Versorgung der Schußverletzungen der Ohren. Es genügt ein einfacher Okklusivverband, bequem zu Tage liegende Fremdkörper kann man entfernen.

§ 45. *δ*) Auch bei den Schußverletzungen am Thorax verhält man sich bei aseptischer Okklusion zuwartend. Die äußere Blutung erfordert meist keinen Eingriff. Vor dem Transport ins Feldlazarett gibt man dem Patienten Morphium und stellt den Thorax durch Heftpflaster- oder Gipsverband fest (siehe zweiten Teil).

§ 46. *ε*) Viel umstritten ist die Tätigkeit des Kriegschirurgen auf den Verbandplätzen bei den Schußwunden am Abdomen. Es besteht ja kaum ein Zweifel darüber, daß die Laparotomie bei gutem Kräftezustande und frühzeitigem Eintreffen des Verletzten (spätestens 8 Stunden nach der Verletzung) bei allen perforierenden Schüssen am Abdomen (in antero-posteriorer oder postero-anteriorer, auch transversaler Richtung im Bereiche des Dünndarms und Querkolons, auch bei jeder anderen Schußrichtung mit deutlich ausgesprochener Darmzerreißung, Verletzung der Gallenblase,

Die Arbeiten auf den Verbandplätzen. 35

der Gallengänge, der Harnblase), besonders aber bei progredienten intraabdominellen Blutungen angezeigt ist, doch woher die Zeit, die unerläßliche Erfüllung der Asepsis, die nötige Zahl geübter Assistenten und besonders tüchtiger Chirurgen auf den Verbandplätzen nehmen? Die Diagnose ist oft ganz unsicher, auch kann eine beginnende Peritonitis noch zurückgehen. Wie selten treffen auch die Verwundeten rechtzeitig und im operationsfähigen Zustande ein! Zeit würde sich ja finden lassen, da die Arbeit auf den Verbandplätzen sich zur Zeit wesentlich gemindert, besonders die operative Tätigkeit eingeschränkt hat, wie wir gesehen haben. Die anderen Bedingungen sind aber, wie die Ausrüstungen jetzt sind, auf den Hauptverbandplätzen nicht zu erfüllen. Dazu kommt, daß eine Zahl perforierender Bauchschüsse noch spontan heilt (siehe § 8).

Die Engländer mußten es erfahren, daß man alle verliert, wenn man alle operiert und manchen rettet, wenn man abwartet. Es muß also doch noch bei der exspektativ-aseptischen Behandlung und der Darreichung von Opiaten bleiben und die Hauptaufgabe der Verbandplätze bilden, diese Verwundeten so schnell und sanft wie möglich ins Feldlazarett zu bringen. Doch auch da wird guter Rat teuer sein!

§ 47. *η*) Ebenso verhält es sich mit der Tätigkeit des Chirurgen auf dem Verbandplatze bei den Blasenschußwunden. Im allgemeinen erfordert ein Schuß durch die volle Blase operative Hilfe, besonders ein solcher mit einer Eröffnung des Peritonealraumes oder gar mit einer Läsion des Darmes. Die Gefahr der Peritonitis liegt zu nahe, obwohl wir wissen, daß das Bauchfell Urineinfluß zu vertragen scheint, so lange keine Infektion hinzukommt. Es tritt adhäsive Peritonitis ein oder es bilden sich abgekapselte peritonitische Exsudate. Wenn die Zeichen der Peritonitis noch fehlen, so müßte man schnell operieren: Laparotomie, Tamponade oder auch die Blasennaht versuchen; besteht schon ein leichter Grad derselben, so legt man einen Verweilkatheter ein und führt durch die Wunde einen Tampon in die Blase. Ist aber schon septische Peritonitis eingetreten, so sollte man auch nichts mehr tun. Zur Laparotomie gehören aber Zeit, gute aseptische Bedingungen, hinreichende und geübte Assistenz. Ist man dann ein in der Bauchchirurgie erfahrener Chirurg, so kann man diese Operation auf dem Verbandplatze vollziehen oder doch in den ersten Stunden nach dem

Eintreffen des Patienten im Feldlazarett, wenn nicht, so beschränkt man sich durchweg auf Einlegung eines Tampons und eines Verweilkatheters. Auch bei den **extraperitonealen** Schüssen durch die **volle** Blase ist ein operativer Eingriff: Sectio alta und Blasennaht indiziert, sonst kommt es zur Harninfiltration oder zur Bildung von Harnfisteln. Dieser Eingriff hat aber Zeit und kann im Feldlazarett geschehen. War die Blase aber **leer** im Momente der Verletzung, so können, wenn man sie weiter durch Abstinenz von Flüssigkeiten und Anlegung eines Verweilkatheters leer hält, auch intraperitoneale Blasenwunden ohne operativen Eingriff heilen, selbst Lochschüsse durch Kontraktion der Blase und Verklebung sich bald schließen.

So wird denn die operative Tätigkeit auf den **Hauptverbandplätzen in den modernen Kriegen eine weit beschränktere sein, als in früheren.** Diese Tatsache sollte dazu führen, daß man diese auch mit Einrichtungen für eine sichere Asepsis und mit tüchtigen Chirurgen versieht, damit auch intraperitoneale Operationen dort verrichtet werden können. Besonders müßte die freiwillige Hilfe zur Herbeischaffung guten Wassers in hinreichender Menge durch Wasserwagen (Middeldorpff) sorgen, sonst ist freilich nichts zu machen.

---

2. Teil.

Behandlung der Verwundeten im Feldlazarett.

A. Allgemeiner Teil.

1. Maximen zur Behandlung der Wunden im Feldlazarett.

a) Die Sehnennaht.

§ 48. Wenn bei Schnittwunden, auch Zerreißungen durch schweres Geschoß, Projektile etc. größerer Sehnen die **Naht** noch nicht am Verbandplatze angelegt ist, wozu sich wohl selten Zeit finden wird, so muß sie bald im Feldlazarett nachgeholt werden.

Behandlung der Verwundeten im Feldlazarett. 37

Dabei soll man das zentrale Ende nicht durch Spaltung der Sehnenscheide, sondern durch Erschlaffung des Muskels (zentrifugales Streichen, elastischen Bindendruck, Beugung der Gelenke), oder durch Herabziehen mittelst eines in die Scheide eingeführten kleinen scharfen Hakens, oder durch Anlegung eines Knopfloches im oberen Teile der Scheide und allmähliches Herabführen des Stumpfes, den man vorsichtig glättet, bewirken. Man legt zwei Nähte mit Katgut in der Längsrichtung und durch die ganze Sehne geführt, auch noch jederseits eine quere an und lagert das Glied 6 Tage so, daß die Sehne entspannt wird. Die Weichteilwunde schließt man darüber mit Nähten. Gelingt die Naht an den befreiten und isolierten Stümpfen nicht, so kann man die Sehnenenden in genäherter Stellung durch Katgutfäden, so weit es geht, aneinander bringen, oder ihren zentralen oder peripheren Stumpf mit einer benachbarten, in derselben Richtung verlaufenden, intakten Sehne, in die man den Sehnenstumpf durch einen Schlitz einnäht (Fig. 7 ad 2), vereinen, oder durch Implantation von Tiersehnen den Defekt zu decken

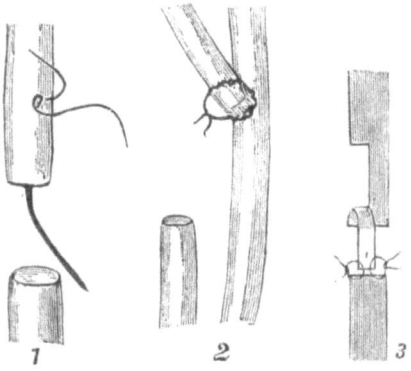

Fig. 7. 1 Aneinanderlegen. 2 Einnähen in eine benachbarte Sehne.

suchen. Bei großem Verlust an Sehnensubstanz macht man nach Hüter an einem oder beiden Sehnenstümpfen, etwa 2 cm von dem Ende entfernt, einen kleinen Querschnitt bis zur Mitte der Sehnenbreite, und von hier aus einen Längsschnitt bis nahe an das Ende. Der so gebildete Sehnenlappen wird um 180^0 gedreht und nun an den anderen Stumpf angenäht (Fig. 7 ad 3).

Zur Nachbehandlung der Verletzungen an sehnenreichen Gebilden ist die vertikale Suspension des Gliedes zu empfehlen. Volkmann hat dazu eine sehr brauchbare Schiene angegeben, nach der man leicht eine extemporieren kann (Fig. 8). Bei Trennung der Volarflexoren verbindet man in starker Volar-, bei solcher der Extensoren in Dorsalflexion

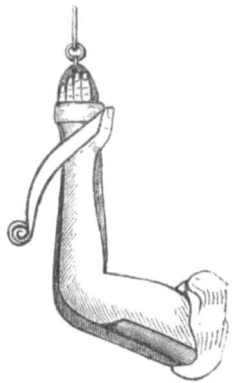

Fig. 8. Vertikale Suspension.

und fixiert durch zirkulären oder Gipsschinenverband; nach 14 Tagen passive und aktive Bewegungen, Massage. Eiterung stellt das Resultat in Frage. Ebenso verfährt man bei der Muskelnaht.

b) Die Nervennaht.

§ 49. Die Nervennaht ist selten nötig, weil die Nerven meist nicht zerrissen, sondern seitlich gestreift oder knopflochartig durchbohrt werden. Man soll sie überhaupt nicht zu früh anlegen, denn die Diagnose ist nicht gleich sicher, lieber erst abwarten, ob eine spontane Zurückbildung der Symptome eintritt. Geschieht dies nicht, so legt man den verletzten Nerven bloß. (Schnittführung siehe bei den Verletzungen der einzelnen Körperteile.) Doch darf man auch nicht zu lange warten, sonst atrophiert das periphere Ende (Entartungsreaktion). Dünne Fasern, die stehen geblieben sind, kann man erhalten oder resezieren. Stärkere Bündel muß man erhalten. Man verrichtet die Naht wie die der Sehne mit feinen runden oder abgeplatteten Nadeln und feinster Seide:

1—1½ cm vom durchtrennten Ende aus eine Sutur quer durch die Nervenenden und dann 1—2 seitliche näher den Trennungsflächen durch das Perineurium nach vorsichtiger Glättung der Ränder. Man fügt meist noch einige weiterfassende Nähte durch das den Nerven umgebende Bindegewebe hinzu. Die Sensibilität kehrt eher wieder als die Motilität (einen bis mehrere Monate). Bei größeren Defekten werden geübt: Kontinuitätsresektionen am gesunden oder frakturierten Knochen mit treppenförmiger Anfrischung und Verschraubung der Frakturenden (um das Glied verkürzen und die Nervenenden nähen zu können), die Tubulisation (Nervenenden in eine dekalzinierte sterile Knochenröhre geleitet, daß sie einander entgegen wachsen), Verbindung der Nervenenden durch Katgutstränge (Gluck), Plastik (wie bei den Sehnen durch Umschlagen eines oder zweier Nervenlappen), Implantation des verletzten Nerven in einen benachbarten Nervenstamm.

Bei sekundärer Naht sucht man vom zentralen und distalen Ende aus den Nerven auf, und vereint sie, oder spaltet das zentrale Ende bis in seine normale Substanz der Länge nach und schiebt das untere konisch zugeschnittene hinein, um beide zu vernähen. Das Glied wird in Ruhe gestellt (Arm flektiert); frühzeitige Anwendung des galvanischen oder elektrischen Stromes.

c) Der Wundverband im Feldlazarett.

§ 50. Die auf den Verbandplätzen angelegten Verbände bleiben liegen, wenn nicht ein dringender operativer Eingriff, eine starke Durchtränkung mit Blut oder Wundsekreten, Eiterung und Fieber, Entzündung oder Verfärbung und Oedem des Gliedes zur Entfernung zwingen. Eine geringe blutige Durchtränkung tut es noch nicht. Man bindet aseptisches Verbandmaterial darüber und wartet den Wundverlauf ab, der beständig mit dem Thermometer kontrolliert wird. Ein leichtes (sogenanntes aseptisches) Wundfieber (38° C. Abends), das auch die Frakturen begleitet, kann man ruhig abwarten, denn es schwindet spontan in wenigen Tagen, eine beständig und schnell steigende Temperatur mit beträchtlichen Störungen des Allgemeinbefindens zwingt aber zur sofortigen Abnahme der Verbände und Revision der Wunde. Dieselben Kautelen, mit denen aseptische Verbände angelegt werden, gelten auch für ihre Abnahme. Sie geschieht auf sterilen Tischen, nicht im Bette: Keine Berührung der Wunde als mit sterilen Instrumenten und Tampons, kein rohes Abreißen (besonders in der Nähe größerer Gefäße), wenig oder gar nicht spülen und nur mit einer physiologischen Kochsalz- oder der Tavelschen Lösung (§ 26), wenn stärkere Sekretion dazu zwingt, sonst genügt Abtupfen mit sterilem Verbandmateriale; nicht viel Drücken und Pressen an der Wunde und ihrer Umgebung! Bei Schwellung der Wundränder und Rötung ihrer Umgebung: Entfernung der Nähte, Sorge für guten Abfluß der Wundsekrete durch Drain- resp. Jodoformgazeeinlage. So lange es irgend geht, bleibt man auch bei der Neuanlegung der Verbände bei der aseptischen Okklusion, selbst wenn eine beschränkte Eiterung an den Schußwunden (meist an der Austrittsöffnung allein oder zuerst) besteht. Sobald aber eine stärkere Eiterung, die im Felde bei den ungünstigen Bedingungen der Wundpflege nicht in allen Fällen verhindert werden wird, eintritt, ist ein häufigerer Verbandwechsel geboten, bei dem aber doch das Spülen mit antiseptischen Lösungen, welche die Eiterung mehr steigern als beschränken, besonders im Uebermaß, vermieden werden soll. Die Spülung geschieht aus einem Irrigator mit einer sterilen Glasspitze unter nicht zu hohem Drucke; für jeden Patienten wird die Glasspitze erneuert. Die Verbandstube und das Operationszimmer sind zu trennen, so daß jede für sich mit besonderen Vorrichtungen zur Wundpflege eingerichtet ist. Eitrige und septische Wunden sind mit Handschuhen zu verbinden.

§ 51. Bei profusen Eiterungen und stärkerer entzündlicher Schwellung der Wunde und ihrer Umgebung sind feuchte antiseptische (3 % Lösungen von essigsaurer Tonerde, 4 % von Acidum boricum), auch Spiritusverbände (50 %) angezeigt, doch soll man sie nicht mit Gummistoffen decken, damit die Perspiration an der Wunde nicht behindert ist, auch müssen sie mindestens einmal im Tage gewechselt werden. Honsell rät unter diesen Umständen zur Anwendung von Lanolinsublimatsalbe, besonders, wenn die Haut durch die Tonerde wund wird. Warme Lokalbäder sind zu vermeiden, da sie nicht steril zu halten sind. Auch hierbei soll man nicht zu geschäftig sein, damit das Prinzip der Wundheilung: „to be let alone" nicht überschritten wird. Von der alten Methode der Eisbehandlung ist man abgekommen, weil sie unnütz, gefährlich und dabei kostspielig ist. Alle Störungen, die von der Wunde ausgehen, müssen in der Wunde auch beseitigt werden.

§ 52. Bei schlaffen Granulationen: Betupfen mit Naphthalin, Verband mit Kampherwein oder mit Arg. nitric. 0,3, Bals. peruv. 1,0, Vaselini 20,0. Bei Caro luxurians:

Entfernung des reizenden Momentes, Abtragen mit der Schere und Aetzung mit Lapis. Ein Fibrinbelag, der die Heilung behindert, wird mit Jodtinktur bestrichen oder abgekratzt, dann feuchter antiseptischer Verband einige Tage, bis frische Granulationen aufschießen. Ist die Wunde mit solchen bedeckt, so behandelt man sie offen: man bestreut sie schwach mit Xeroform, Jodoform etc., legt darüber eine Schicht Jodoformgaze, und zum Schutze noch eine Reifenbahre. Den letzten Rest der Granulationen beseitigt man mit einem vorsichtigen Gebrauch des Höllensteinstiftes, auch wohl mit einer (obiger) Höllensteinsalbe.

Es kommen bei den Invaliden bakteriologisch schwer zu deutende Spät-Eiterungen — oft noch Jahre nach der Heilung — zum Ausbruche, teils um zurückgehaltene Fremdkörper, teils aus restierendem pathologischen Schutt. Man behandelt sie mit Inzision und Ausräumung.

§ 53. Kommt aber eine Wunde stark verunreinigt oder schon septisch infiziert in die Behandlung des Lazaretts, so ist zuerst die Frage zu beantworten, ob das Glied noch erhalten werden kann, ohne das Leben zu gefährden. Will und kann man noch konservativ verfahren, so reinigt man die Umgebung der Wunde (s. § 26), hält diese mit Haken klaffend oder spaltet ausgiebig, um einen freien Einblick in die Höhle zu haben, stillt die Blutung sorgfältig, scheuert Grund und Ränder trocken mit sterilem Verbandmateriale aus, entfernt mit reinen Instrumenten Schmutz, Koagula, Fremdkörper, Knochensplitter, die lose sitzen (fest anhaftende werden richtig gestellt), trennt mit Pinzette und Schere alle brandigen, infiltrierten, blutig sugillierten Gewebe ab, scheuert immer wieder mit aseptischem Verbandmateriale aus, bis alle Gänge, Buchten, Höhlen ganz freigelegt und rein sind, spült antiseptisch aus (Sublimatlösung), legt reichlich Drains oder Jodoformgazestreifen ein, schließt mit Bergmannschen Nähten (§ 20), was zu schließen ist oder tamponiert mit einem Jodoformgazesack (S. 25) trocken aus. Sobald man es für möglich hält, legt man dann sekundäre Nähte an den ungeschlossen gebliebenen Teilen an.

§ 54. Die Vernarbung der Wunden ist durch zweckmäßige Lagerung des Gliedes, Anlegung von Nähten etc., Heranziehung benachbarter Haut etc., so zu leiten, daß die Narbe nicht die Bewegungen der Muskeln hindert, oder auf wichtige Gebilde (Nerven, Venen) drückt oder diese umschließt. Bei indurierter Narbe versucht man zuerst Thiosinamininjektionen. Hilft das nicht, so wird sie exstirpiert und günstiger angelegt oder der Defekt durch Transplantationen gestielter Hautlappen gedeckt. Ebenso verfährt man bei der Narbenepilepsie (Aura von der Narbe ausgehend). Größere und fixierte Nerven verursachen leicht Neuralgien (Kalender), besonders bei Witterungswechsel. Auch sie kann man exstirpieren und plastisch ersetzen.

Die Transplantation.

§ 55. Die Heilung granulierender Flächen kann man sehr befördern durch Transplantation von Hautstückchen. Die Granulationen werden bis auf den fibrösen Grund abgekratzt, doch dürfen 3 Tage vorher weder Salben noch Verbandwasser angewendet sein. Nach Stillung der Blutung legt man 2 cm breite und 10—15 cm lange Hautstreifen, die mit dem flach aufgesetzten Rasiermesser mit kurzen sägenden Zügen so aus der Vorderfläche des Oberarms oder Oberschenkels abgetrennt werden, daß sie nur die obersten Epidermisschichten und die letzten Ausläufer des Papillarkörpers enthalten, mit Wundfläche auf Wundfläche unter leichter Spülung mit steriler physiologischer Salzlösung so auf, daß jeder Streifen den Rand des benachbarten um ca. 1—2 mm deckt, bis der ganze Defekt versorgt ist. Auch bei frischen Wunddefekten verfährt man in gleicher Weise. Nun verbindet man trocken steril oder legt durchlöchertes Protektivsilk und einen aseptischen Okklusivverband darüber. Nach 6—8 Tagen Verbandwechsel nach Lockerung desselben durch Auflegen dicker Borsalbeschichten und aseptischer Verband.

2. Maximen zur Lazarettbehandlung der Schußfrakturen.

§ 56. Es gibt noch immer viel Anhänger des Debridements, die Erfahrung zeigt aber, daß man damit nur schadet. Nur schwere weitreichende Verunreinigungen, septische Infektion, sehr ausgedehnte Verletzungen der Weichteile und Knochen, besonders Splitterungen und Fissuren bis in die Gelenke hinein, Unmöglichkeit sehr dislozierte und difforme Splitter zu reponieren, zu koaptieren und zu fixieren, könnten primär zur Erweiterung der Wunden und Bloßlegung der Schußfraktur zwingen, wenn man nicht die Amputation vorzieht. Man soll aber dabei so schonend wie möglich mit dem Knochenmaterial verfahren, denn auch ganz gelöste Splitter

Behandlung der Verwundeten im Feldlazarett. 43

können einheilen. Primäre Resektionen in der Kontinuität
der Knochen sind ganz zu unterlassen. Bei stärkerer Verunreinigung oder beginnender septischer Infektion erweitert
man die Wunden, reinigt mit sterilen Instrumenten und Verbandstoffen die Wundhöhle, entfernt Fremdkörper und lose
Splitter, reponiert und befestigt adhärente, spült leicht mit
Tavelscher Lösung und klappt nun die Fragmente auf, um
sie so aus einander zu legen, daß man Jodoformgazetampons
dazwischen bringen und liegen lassen kann, darüber kommt
ein regelrechter aseptischer Verband und größere Schichten
Krüllgaze etc. (siehe § 26). Erst wenn die Indikationen er-
füllt sind, entfernt man die Tamponade und geht zu fixierenden Verbänden über. Bei allen nicht infizierten Schußfrakturen aber reinigt man nur die Umgebung der Wunde und
läßt diese unberührt.

Unter aseptischer Okklusion wird die Heilung unter dem
Schorfe erstrebt. Dazu gehört sichere Fixation der Bruchenden im Verbande: in erster Linie im okklusiven Gipsverbande, aber auch in der Extension. Ersterer ist durch Gipsschienen oft gut zu ersetzen. Alle anderen Schienen wirken
weniger sicher, doch erspart ihre Anwendung viel Zeit und
Mühe. Das Ideal: Heilung unter einem Verbande, ist in den
modernen Kriegen oft erreicht. Das Thermometer und der
Zustand des Verbandes entscheiden über seine Abnahme.
Der Verbandwechsel geschieht bei den Schußfrakturen der
unteren Extremität anfänglich im Bette, um die Bruchenden
so wenig wie möglich zu rühren. Dazu sind gepolsterte
Bänkchen, Hebevorrichtungen am Bette angegeben, damit die
Extension wirksam bleiben oder von einem Assistenten so
gehalten werden kann (Volkmann, Haase). Hat man diese
nicht, so setzt ein Wärter einen Fuß ins Bett und läßt den
Kranken auf dem Oberschenkel seines im Knie gebeugten
Beines ruhen, während er den Oberkörper mit dem linken
Arme stützt. Mäßigen Eiterungen kann man durch häufi-
geren Verbandwechsel begegnen. Man vermeidet dabei Spülungen mit Antisepticis. Profusere Eiterungen und Eitersenkungen legen die Amputationsfrage nahe. Will man
konservativ fortfahren, so legt man die Eiterdepots mit langen,
präparatorisch in die Tiefe dringenden Schnitten frei, räumt
aseptisch aus, legt Drains in Fülle an und macht so lange
feuchte antiseptische Verbände (2 % Lösungen von essigsaurer
Tonerde oder 3 % von Borsäure) bis man wieder afebrile Zu-

stände, reine Wunden und beschränkte Sekretion hat. Dann geht man zu aseptischen Trockenverbänden über. Von Berieselungen und Lokalbädern kann man im Feldlazarett keinen Gebrauch machen, denn sie sind zu unsauber und schwer zu überwachen. Die Fixation der Bruchenden geschieht bei profuser Eiterung durch zweckmäßige Lagerung des Gliedes oder in Schienen und Lagerungsapparaten (Drahthosen, Heisterscher Lade, schiefer Ebene etc.). Hochlagerungen des verletzten Gliedes sind zu bevorzugen. Tritt wieder Fieber ein, so sind die Drains zu revidieren und neue hinzuzufügen. Bei beschränkten Nekrosen der Bruchenden, Absterben kleinerer Splitter kann man die Demarkation abwarten. Der Reiz, den die Sequester ausüben, befördert die Knochenneubildung. Doch soll man auch eine Knocheneiterung nicht zu lange bestehen lassen wegen der Gefahr der amyloiden Nephritis. Umfangreiche Nekrosen der Bruchenden sind aber ein übles Ereignis, bedingt durch einen nicht aseptischen Wundverlauf. Sie führen zu erschöpfenden Eiterungen, Sepsis, Pseudarthrose und sollten an den unteren Extremitäten frühzeitig zur Amputation Veranlassung geben. Kontinuitätsresektionen geben an einzelnen Gliedern, wie wir sehen werden, noch gute Resultate. Die Lösung toter Splitter zeigt sich durch Fieber, reichlichere Eiterung und blutige Beimischungen zum Eiter an. Man entfernt sie möglichst schonend. Für die Behandlung der Fremdkörper siehe Kugelextraktion. Osteomyelitiden und Periostitiden sind seltene Erscheinungen im Verlaufe der Schußfrakturen und nur bei nicht aseptischem Wundverlaufe möglich. Sie führen, wie die progredienten Phlegmonen, zur Amputation. Sobald Konsolidation eingetreten ist, entfernt man die Verbände und macht vorsichtig passive Bewegungen, Massage, wendet Elektrizität und warme Douchen an. Eine besondere Pflege verlangen die versteiften Gelenke: allmähliche Uebungen, feuchte Umschläge, Bäder. Wenn die aktiven Bewegungen beginnen, schützt man die unteren Extremitäten noch durch Gehverbände.

§ 57. Man benutzt dazu abnehmbare Wasserglasverbände: straffe Einnähung des Gliedes in Flanell. Naht an der Vorderseite, unter ihr eine Schnur zum Aufschneiden des Verbandes, Einwicklung des Gliedes mit Wasser-Glasbinden (3—4 Touren), nun zu beiden Seiten der Naht je einen Leinwandstreifen gelegt, in den in der Entfernung von 3 cm kleine Haken angebracht sind, deren Spitzen nach außen stehen, Be-

Behandlung der Verwundeten im Feldlazarett.

festigung dieser Streifen mit Wasserglasbinden, nun die Haken mit der Schere heraus- und der trockene Verband aufgeschnitten. An den Haken wird er zu- und abgeschnürt.

§ 58. Besonders bewährt sind zur Wiederherstellung der Gebrauchsfähigkeit der Glieder die Bäder von Wiesbaden, Teplitz, Rehme, Homburg, Kissingen. Knochenfisteln soll man nicht lange bestehen lassen, sie führen zur amyloiden Nephritis, Tuberkulose etc. Sehr gefährlich sind späte Osteomyelitiden, welche Lösungen von Splittern, Fremdkörpern durch Traumen, Ueberanstrengungen etc. begleiten oder am alten traumatischen Schutt sich entwickeln. Sie führen durch Sepsis, Blutungen, Erschöpfung zum Verluste des Lebens oder des Gliedes. Daher sind ihre Ursachen schnell zu entfernen, die Eiterhöhlen auszuräumen. Neuralgien bei Witterungswechsel machen die alten Krieger zu Wetterpropheten. Am wirksamsten zeigen sich dagegen die genannten Thermalbäder. — Als Mißerfolge der Behandlung kennen wir: difformen Callus und Callus luxurians. Wenn er nicht durch den Gebrauch des Gliedes schwindet, so müßte man, um wesentlichere Störungen zu beseitigen, Resektionen und Korrektionen desselben durch den Meißel vornehmen. Harte Oedeme, Paresen und Atrophien der Glieder weichen meist auch dem Gebrauche der Thermalbäder, der Elektrizität und Massage. Verkürzungen der Glieder werden bei den Schußfrakturen der unteren Extremitäten selten ganz zu vermeiden sein. Sie lassen sich aber durch Unterlagen im Stiefel meist leicht ausgleichen. Bei Pseudarthrosen versucht man erst sanfte manuelle und funktionelle Friktionen der Bruchenden („Heilgehen"), Stauungshyperämie (Anlegen des Gummischlauches über der Fraktur, täglich mit längeren Unterbrechungen), Tamponade der Bruchenden mit Terpentinöl, Jodtinktur, Einschlagen von Elfenbeinstäbchen mit treppenförmiger Anfrischung der Bruchenden mit nachfolgender Fixation des Gliedes, Implantation des einen Knochens in den anderen an zweiröhrigen Gliedern, ungestielter Periostknochenlappen aus der vorderen Tibiafläche auf die wundgemachten Bruchenden (Mangoldt), Injektionen von Blut (Bier).

3. Maximen zur Behandlung der Gelenkschußwunden im Lazarett.

§ 59. Bei den Gelenkschußwunden durch das Hartbleimantelgeschoß hat die aseptisch-konservative Behandlung Wunder geleistet: eiterloser Verlauf, brauchbares Glied, selbst bei Knieschüssen. Daher sollte man die Grenzen dieser Behandlung so weit wie möglich stecken. Im zirkulären Gipsverbande oder mit Schieneneinlagen im Verbande wird das Gelenk fixiert: Beim Fußgelenke in rechtwinkliger Flexion, am Knie Beugung von 170—175°, an der Hüfte Streckung oder in leichter Beugung und mäßiger Abduktion, am Ellenbogen in rechtwinkliger Flexion und in Mittelstellung des Unterarms zwischen Pro- und Supination, aber auch je nach den Forderungen des Berufes in stumpfwinkliger Beugung. Tritt Eiterung ein, so muß man das Gelenk ausräumen und ist auf der abschüssigen Bahn.

Man eröffnet das Gelenk (möglichst mit einem Resektionsschnitt unter Benutzung der äußeren Wunden) so weit, daß man einen freien Einblick in dasselbe hat und räumt dasselbe nun aseptisch, doch mit Schonung des Periostes, der Muskelansätze, der adhärenten Splitter aus, sichert einen guten Abfluß der Wundsekrete durch Drains, verschließt und fixiert wieder. Bei jeder neuen Eiterung und Schwellung wiederholt man diese Prozedur.

§ 60. Die typische Resektion tritt ein primär bei völligen Zertrümmerungen der Epiphysen, (durch Difformität markiert Luxationen scheinen dabei nicht mehr vorzukommen), oder sekundär bei profuser, doch nicht septisch-putrider Eiterung im Gelenke, es müssen aber Weichteile zur Bedeckung des Gelenkes in hinreichender Menge und guter Beschaffenheit vorhanden und das Allgemeinbefinden des Patienten ein günstiges sein, sonst ist die Exartikulation zu verrichten, ehe es zu spät dafür wird. Für jedes Gelenk gibt es bestimmte schonende Resektionsschnitte, man kann aber auch die Wunden zur Schnittführung benutzen, doch muß man das Periost, die Kapsel- und Muskelansätze, Nerven und Gefäße schonen und die Wunde für den Abfluß der Wundsekrete günstig legen.

§ 61. Instrumente: Skalpelle (gebauchte und gerade, spitze und geknöpfte), mit starker und kurzer Klinge, Bogen-, Stich- und Kettensägen, Hakenzangen, Knochenscheren (große nach Liston, Hohlmeißelschere nach Lüer), alle Arten Meißel, Hammer, Raspatorien und Elevatorien, stumpfe und scharfe, einzinkige und mehrzinkige Wundhaken, scharfe Löffel, Unterbindungs- und Hakenpinzetten, Sonden, Heftnadeln, Fäden, Nadelhalter.

Die künstliche Blutleere erleichtert die Operation sehr. Am Knochen wird die Messerschneide zur Lösung der fibrösen Gelenkkapsel,

Behandlung der Verwundeten im Feldlazarett. 47

der Verbindungsbänder und der Muskelinsertionen im Zusammenhange
mit dem Perioste mit kurzen Schnitten senkrecht gegen den Knochen
gerichtet, das Periost in der Längsachse des Gliedes inzidiert und ab-
wechselnd mit Messer und Pinzette oder Elevatorium (die Spitze des
linken Zeigefingers wird auf die Spitze dieses letzteren zur Leitung und

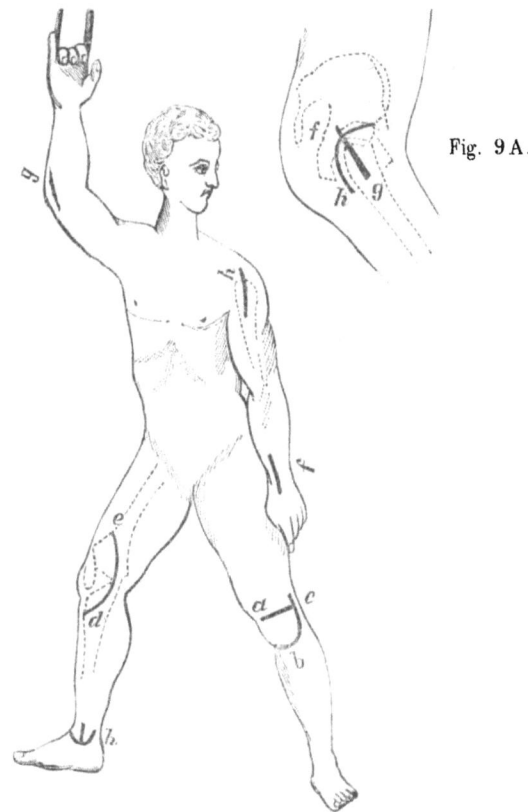

Fig. 9 A.

Fig. 9 B. Typische Resektionsschnitte.

Regulierung des Druckes gesetzt) unter Drehbewegungen der Glieder
in Verbindung mit den übrigen Weichteilen abgelöst, doch nur so weit,
als der Knochen entfernt werden soll. Die von Vogt empfohlenen
Meißelabtrennungen oberflächlicher Kortikallamellen sind von vorzüg-
licher Wirkung (subkortikale Resektion). Die entblößten kranken oder

verletzten Knochenteile drängt man gewaltsam hervor und faßt sie mit kräftiger Zange, um sie unter sorgfältigem Schutz der Weichteile mit der Stichsäge zu entfernen. Je schonender man dabei mit dem Knochen verfährt, desto besser ist das Endresultat. Fissuren und geringe Splitterungen kann man bei Schußfrakturen am zurückbleibenden Knochen bestehen lassen. Ist, besonders an den oberen Extremitäten, nur ein Gelenkende verletzt oder zerstört, so wird auch nur dieses entfernt (partielle Resektion). Die Gelenkenden werden während der Nachbehandlung so gestellt, wie sie am meisten gebraucht werden.

Nach Einstäubung der Wunde mit Jodoform macht man 24 Stunden Tamponade um eine ganz blutleere Wundfläche zu haben, dann erst die Naht. Zur Fixation ist in erster Linie der zirkuläre Gipsverband zu empfehlen.

§ 62. Die Nachbehandlung der Resektionen ist sehr schwer; durch zu lange Ruhe des Gliedes tritt Atrophie und Verschrumpfung der Muskeln (Inaktivitätsatrophie) oder Versteifung des neugebildeten Gelenkes ein, durch zu frühe und rohe Bewegungen Schwund des neugebildeten Callus und Schlottergelenk. Daher muß man bald nach der Vernarbung der Wunde (5—6 Wochen) schonende, methodische, passive Bewegungen an den Gelenken, die beweglich werden sollen, machen und zwar verbunden mit Anwendung der Elektrizität und Massage. Für die verschiedenen Gelenke sind zur Regelung der Bewegungen sehr hübsche Apparate angegeben, heute benutzt man dazu die Zanderschen. Treten nach der Resektion multiple Fisteln und stärkere Eiterungen ein, so ist der Zweck der Operation verfehlt und die Exartikulation vorzunehmen, denn Nachresektionen zur Beseitigung von Nekrosen der Resektionsenden führen meist zu Schlottergelenken mit Atrophie des Gliedes. Dagegen hemmen begrenzte Nekrosen der Sägeflächen zwar die Heilung, verhindern sie aber nicht.

§ 63. Als Folgezustände der Gelenkschüsse kennen wir: 1. Ankylosen. Wir werden sehen, daß sie an bestimmten Gelenken kein sehr übles Ereignis sind. Auch bei anderen ist es geraten, sie bestehen zu lassen, wenn sie in brauchbarer Stellung an einem gut ernährten Gliede eingetreten sind. Es ist gewagt, sie durch eine Resektion beseitigen zu wollen, denn man kann dabei statt eines beschränkt brauchbaren Gliedes ein unbrauchbares erhalten. Bei einem in pathologischer Stellung geheilten ankylotischen Gelenke (ein Kunstfehler!) muß man aber die Stellung so korrigieren, daß das Glied brauchbar wird. Ist das Glied noch beweglich, so macht man in der Chloroformnarkose durch eine langsame Dehnung oder Lösung der Adhäsionen eine gute Korrektion der Stellung, und fixiert es so. Ist aber die Verwachsung knöchern, so kann man in der Chloroformnarkose eine Fraktur unterhalb oder oberhalb des steifen Gelenkes anlegen und diese so heilen, daß das Gelenk eine brauchbare Stellung erhält. Besser aber ist unter solchen Verhältnissen die Exzision eines Keils aus dem Knochen, dessen Basis nach der Konvexität, dessen Spitze nach der Konkavität der Biegung gerichtet ist; Nachbehandlung wie bei einer frischen Fraktur.

2. Deformierende Gelenkentzündungen bilden eine große Qual der Patienten. Sie entwickeln sich allmählich und trotzen allen Heilbestrebungen.

§ 64. 3. Tuberkulöse Gelenkentzündungen habe ich nur zwei Mal nach Gelenkschußwunden gesehen. Es bleibt nach vergeblichen Heilversuchen durch Ruhigstellung, Jodoformglyzerineinspritzungen nur die Amputation. 4. Chronische Gelenkwassersucht wird selten beobachtet. Jodbepinselungen, Punktionen bringen meist Heilung. Auch der Gebrauch der Thermalbäder ist zu empfehlen. 5. Gelenkneuralgien folgen öfter den Gelenkschüssen. Am besten hilft der galvanische Strom und der wiederholte Gebrauch der genannten Thermalbäder. Sie gehen oft mit intermittierendem Hydrops articulorum einher. 6. Durch späte Lösung von Splittern und Fremdkörpern entstehen oft noch lange Zeit nach der Verwundung Gelenkeiterungen, die zur Ausräumung der Gelenke, partiellen Resektionen, ja Amputationen zwingen.

4. Die Amputationen und Exartikulationen im Feldlazarett

§ 65. werden primär ausgeführt in den Fällen, wo diese Operationen auf den Verbandplätzen unterlassen waren (s. § 30). Für die Spätamputationen gelten als Indikationen: Weitreichende Nekrosen der Bruchenden, profuse, erschöpfende Eiterungen oder progrediente Phlegmonen bei Schußwunden, besonders Schußfrakturen mit hohem Fieber, Brand des Gliedes nach Gefäßverletzungen, sekundäre Blutungen bei stark eiternden Schußfrakturen größerer Röhrenknochen und Gelenke, und umfangreiche Zerstörungen der Glieder durch Hospitalbrand, septische Vereiterung des Gelenkes, Pyämie, Sepsis, Tetanus, Atrophien und Lähmung der Glieder nach Nervenschußwunden, unheilbare Pseudarthrosen, Kontrakturen etc. Die Zahl der verstümmelnden Operationen ist durch den günstigen Verlauf der Schußfrakturen der Gelenke und Knochen in den neuesten Kriegen sehr herabgegangen. Man soll daher die Indikationen für sie möglichst einschränken. Ueber die Ausführung und Auswahl der Methoden für jedes einzelne Glied, den Wundverband und die Wundpflege verweisen wir auf § 31 und die nachfolgenden Blätter.

§ 66. **Nachkrankheiten nach Amputationen und Exartikulationen.** Bei einem **konischen Stumpfe** umschneidet man zirkulär die Narbe, macht zu beiden Seiten des Gliedes Längsschnitte (mit Vermeidung der Gefäße und Nerven) bis auf den Knochen, schiebt das Periost weit zurück und durchsägt den Knochen mit einer Stich- oder Kettensäge, bis man annehmen kann, eine hinreichende Bedeckung zu haben (Reamputation).

Bei **Nekrose der Sägefläche** wartet man die Demarkation ab und löst dann vorsichtig den Sequester mit dem scharfen Meissel ab.

Neuralgien des Stumpfes werden meist durch Neurome bedingt, welche man als harte Geschwülste von Pflaumenform durchfühlen und exstirpieren kann.

5. Die Stillung sekundärer Blutungen.

§ 67. Bei sicherer primärer Blutstillung, besonders nach allen operativen Eingriffen, und aseptischem Wundverlaufe gehören die sogenannten frühen Sekundärblutungen zu den seltensten Ereignissen. Nur Eiterungen, phlegmonöse Prozesse, Brand lösen die Thromben, welche die Gefäßwunden schließen. Die späteren (sekundären) Blutungen werden auch meist durch phlegmonöse Prozesse hervorgerufen. In einer sicheren Asepsis ruht also auch hier das Heil der Verwundeten. Die tertiären entstehen durch Wundkrankheiten, besonders Pyämie und Hospitalbrand. Die Blutstillung in loco necessitatis, die allein einen sicheren Erfolg verspricht, kann im Feldlazarett, da die Blutungen meist bei Nacht auftreten, bei schlechter Beleuchtung und ungeübter Assistenz zu den schwierigsten Aufgaben der Kriegschirurgie werden. In brandigen, eitrig infiltrierten Geweben halten die Ligaturen nicht. Man muß daher das Gefäß nach oben und unten frei legen und im Gesunden unterbinden, wenn man die Amputation nicht vorzieht. Die Esmarchsche Umschnürung und Chloroformnarkose gewähren dabei die wirksamste Unterstützung. Man soll nicht große Blutungen abwarten, sondern gleich bei den ersten kleineren (Signal-, Alarm-) Blutungen zugreifen, sonst kommt man leicht zu spät. Zuerst aber ist die Frage zu entscheiden, ob das Glied noch zu erhalten ist. Man soll amputieren: bei dyskrasischen Blutungen (Pyämie, Sepsis), bei solchen aus diffus-eitrig infiltrierten, brandigen oder hospitalbrandigen Knochenschußwunden, bei solchen mit starker Splitterung der Knochen, bei Verletzungen von Venen und Arterien größeren Umfanges zu gleicher Zeit (fraglich). Man vermeidet alle Styptika, besonders den beliebten Liquor ferri sesquichlorati, die Glühhitze etc., sie verderben das Operationsfeld und nützen doch nicht auf die Dauer. Parenchymatöse und venöse Blutungen stehen wohl auf aseptische Tamponade mit Jodoform- oder Adrenalintupfern mit nachfolgendem leichten Druckverbande oder tiefgreifenden Hautnähten. Zur Auffindung des blutenden Gefäßes ist ein präparierendes Vorgehen geboten, wobei man dem Coagulum und dem anatomischen Verlaufe des Gefäßes folgt, oder durch Lockerung des Schlauches die Blutung wieder eintreten läßt. Nach vollbrachter Arbeit werden Coagula, blutige Infiltrationen, alle eitrig-infiltrierten oder abgestorbenen Gewebsmassen aseptisch ausgeräumt, die Wunden durch Nähte oder aseptische Tamponade geschlossen, das Glied fixiert und hochgelagert. Es kommt aber doch vor, daß die Unterbindung in loco mißglückt oder der Patient auch für langes Operieren zu blutleer und schwach, ein konservativer Versuch aber noch zu wagen ist, dann kann man am Orte der Wahl erst unterbinden, wird es aber später doch oft noch in loco necessitatis tun müssen.

§ 68. Traumatische Aneurysmen soll man im allgemeinen so bald wie möglich operieren. Sie vergrößern sich schnell und ihre Entfernung wird immer schwerer. Man unterbindet ober- und unterhalb des Tumor und exstirpiert, resp. spaltet den Sack. Bei dem Aneurysma varicosum wird Vene und Arterie unterbunden; hinterher Naht der Wunde oder Tamponade und sekundäre Naht. Spät nach der Ausheilung der Schußwunden hat man oftmals noch Aneurysmen entstehen sehen, die meist einen sehr üblen Verlauf nahmen.

§ 69. Der Verlauf der sekundären Gefäßligaturen ist günstig, wenn Asepsis erreicht wird. Tritt Eiterung ein, so bleibt auch meist Gangrän einzelner Teile oder ganzer Glieder und damit die Nötigung zur Vornahme der Amputation nicht aus.

6. Die Kugelextraktion.

§ 70. Fremdkörper, besonders Projektile, bleiben heute seltener in den Schußkanälen stecken. Man sollte auch glauben, daß sie leichter einheilen, weil sie steril in aseptischen Geweben ruhen und nicht deformiert sind. Trotzdem hat Kochler gezeigt, daß reaktionslose Einheilungen, sowie Wandern der Geschosse mit der Verbesserung der Schußwaffen immer seltener geworden sind. Ihre Entfernung hat zwar keine Eile, sie sollte aber auch nicht unterlassen werden zur Beruhigung des Verwundeten und zur Abwehr späterer Störungen. Dies gilt besonders für Splitter groben Geschosses, die leicht Tetanus machen, aber auch für die Hartbleiprojektile und ihre Splitter, auch andere Fremdkörper, denn sie können, nachdem sie längere Zeit symptomlos geruht, plötzlich durch ein Trauma (Ueberanstrengung), aber auch ohne ein solches in periodischer Wiederkehr Abszesse und Fistelbildungen verursachen oder gleich die Heilung der Schußwunde behindern und dauernde Fisteln herbeiführen. Ihr Sitz ist heute mit dem Roentgen-Verfahren leicht festzustellen, seitdem Stechow nach dem Vorgange der Medizinalabteilung des Kriegsministerium metallische Körper in Wunden eingeführt hat, um unter dem Roentgenschirme durch ihre Lage die des gesuchten Fremdkörpers zu ermitteln. Nach Perthes verfährt man so:

„Das Glied wird fest anliegend mit einem Gummibande umgeben, dessen Enden mit einer Schieberpinzette geschlossen werden. Von zwei Ringen aus dickem Bleidraht mit Haken, die man sich leicht verfertigen kann, wird der eine nach dem Beschauer zu, der andere auf der abgewandten Seite an dem Gummibande verschieblich aufgehängt. Man durchleuchtet, und verschiebt die Ringe nun so, daß der Schatten des Fremdkörpers in die Mitte der beiden Ringschatten fällt und nun macht man im Hellen in der Mitte der Bleiringe eine Marke, wiederholt die Durchleuchtung in anderer Richtung und zeichnet sich nun mittelst eines um den Körperteil in der Höhe der erhaltenen und in einer Ebene liegenden 4 Marken umgelegten Bleistreifens die Kontur des Körperteils unter Uebertragung der Marken auf einen Karton auf. Der Schnittpunkt der beiden diagonalen Verbindungslinien der 4 Marken gibt die Lage des Fremdkörpers an. Skizziert man sich nun die anatomische Lage der Organe in dem Querschnitte, so kann man leicht die beste Schnittrichtung gewinnen. Nun schneidet man das Querschnittbild aus dem Karton heraus, legt die Schablone an den Körper an, daß die Marken der Schablone auf die entsprechenden der Haut kommen und fixiert sich den Einschnitt mit einer Nadel."

Man bringt das Glied in die Stellung, die es im Momente der Verwundung hatte und operiert bei künstlicher Blutleere. Liegt der Fremdkörper unter den Weichteilen, so hebt man ihn mit denselben ab und schneidet darauf ein, bis man ihn isoliert fassen kann; findet er sich in der Tiefe des Schußkanals, so dilatiert man die Wunde, bis man ihn bequem erreicht. Nie soll man im Dunkeln arbeiten! Die amerikanische Zange, das weitaus geeignetste Instrument, wird geschlossen an die Kugel gebracht, dann so weit geöffnet, daß man bequem zufassen kann, nun das Projektil, durch rotierende Bewegungen gelockert und

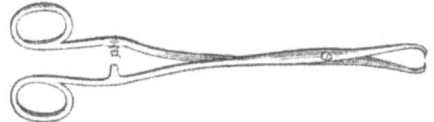

Fig. 10. Amerikanische Kugelzange.

in eine günstige Lage gebracht, eventualiter immer besser gefaßt und endlich mit denselben Bewegungen in vorsichtigem Zuge langsam extrahiert. In den Knochen eingekeilte oder mit den Muskeln verhakte difforme Projektile, läßt man sitzen, bis sie sich lockern. Gestatten dies die Umstände nicht, so muß man sie ganz freilegen, isolieren (event. mit Meißel) und dann extrahieren. Ist schon Eiterung um den Fremdkörper eingetreten, so muß man auch die ganze infiltrierte Kapsel mit exstirpieren, und die Wandungen der Knochenhöhle, in der sie saßen, mit dem Meißel so einschlagen, daß die Höhle im Knochen verschwindet, sonst bleiben doch Fisteln bestehen.

7. Maximen zur Behandlung der Wundkomplikationen.

§ 71. Die septisch infizierten Kranken werden völlig isoliert (z. B. in Zelten) und vom Arzte zuletzt und mit Gummihandschuhen, mit gesonderten Instrumenten und Apparaten verbunden.

Bei der progredienten Phlegmone mit septischem Fieber besonders an allen sehnigen Gebilden, soll man rechtzeitig zur Amputation greifen (siehe § 65). Bei den nicht progredienten und im Beginne der progredienten muß man so schnell und gründlich wie möglich durch lange Inzisionen im Verlaufe der Muskeln, Sehnen, Gefäße und Nerven und präparierendes, stumpfes Vordringen in die Tiefe, in der Chloroformnarkose am blutleeren Gliede geübt, die ganze eitrige Infiltration frei legen, aseptisch mit sterilen Tupfern,

Pinzette, Schere und scharfem Löffel ausräumen, antiseptisch ausspülen, durch Drains einen guten Abfluß der Wundsekrete anlegen und schließlich die Höhle mit Jodoformgaze austamponieren und das Glied mit feuchten antiseptischen Verbänden bedecken. Es wird fixiert und hochgelagert (Volkmanns Schiene). Den Verband wechselt man mindestens täglich einmal, die Wunden werden dabei leicht mit antiseptischer Flüssigkeit ausgespült. Sobald die Eiterung nachläßt, die Granulation gut wird, greift man zu aseptischen Verbänden.

Empfohlen sind: eine minutenlange Einwirkung der reinen Karbolsäure (Bruns), die Behandlung mit 96 % Spiritus (Salzwedel), mit Silbersalzen (Arg. nitr. 0,1—0,2 % [Itrol], Arg. lacticum 1:15 [Actol], Credé), antiseptische permanente Berieselungen, kontinuierliche Lokalbäder in antiseptischen Lösungen, Injektion eines Antistreptokokkenserum (Marmorek) — doch ist keins dieser Verfahren (von Lokalbädern abgesehen) im Frieden so bewährt, daß man es für den Krieg verwenden könnte. Die diätetische und pharmazeutische Pflege sucht die Kräfte zu unterhalten, das Fieber zu mindern und den Appetit zu heben.

§ 72. Die Rose. Diätetische und medikamentöse Pflege dem Fieber entsprechend. Es gibt kein sicheres Verfahren ihren Lauf aufzuhalten. Mir hat sich das von Fessler angegebene bewährt:

Die entzündete Partie wird mit Watte bedeckt. Zur Linderung der spannenden Schmerzen reibt man 1 % Karbolvaselinsalbe mit 2 % Terpentinzusatz ein. Besser noch scheint mir die Ichthyolbehandlung zu wirken: Reinigen der Haut, Abscheren der Haare, Bedecken der Wunde mit aseptischer Gaze, Einreiben und Massieren der erkrankten Stellen und ihrer Umgebung mit Ichthyol-Ammonium rein oder wie 2:1 mit Lanolin versetzt. Darüber eine Lage Watte. Abends Erneuerung des Verbandes. Von da ab jeden 2. Tag eine neue Einreibung. Zu subkutanen 3 proz. Karbol- oder Terpentin-Injektionen und Skarifikationen kann ich nicht raten! Kolaczek legt ein in 5 % Karbollösung getauchtes Stück Gummipapier, Coester trägt eine mäßig dicke Schicht weißer Vaseline bis weit ins Gesunde hinein auf. Das kann man auch versuchen.

Behandlung des Wund- und septischen Fiebers und der Delirien.

§ 73. a) Wundfieber soll der Patient bei gelungener Asepsis nicht haben. Doch kommen auch bei aseptischem Verlaufe der Wunden zuweilen geringe Temperatursteigerungen, aber nur in den ersten Tagen nach der Verletzung vor. Sie erfordern keine Behandlung. Auch die Schußfrakturen können bei aseptischem Verlaufe mit leichten Temperatursteigerungen in den ersten Tagen einhergehen; höhere sind aber ein schlechtes Zeichen (Phlegmone, Fettembolien). Rückenmarksverletzungen bedingen hohe Temperaturen gleich nach der Verletzung, die post mortem ihr Maximum erreichen. Beträchtlichere und steigende Temperaturerhöhungen sind stets als eine beginnende septische Infektion zu behandeln (Eröffnung der Wunde und aseptische Ausräumung).

§ 74. b) Die Behandlung der septischen Fieber geschieht in der Wunde. Kommt man damit nicht mehr zum Ziele, so sollte die Amputation nicht unterlassen werden, je früher ausgeführt, desto besser. Die Unterbindung thrombophlebitischer Venen verspricht wenig Erfolg, ebenso wenig die Injektion der verschiedenen Heilsera, Sublimat Bacelli), Silbersalze (Credé). Subkutane Infusionen von Kochsalzlösungen (0,9 %) kann man versuchen (§ 29).

§ 75. c) Das Delirium traumaticum. Die Erschöpfung der Verwundeten nimmt mit der Dauer des Krieges und der Zahl der Schlachten, auch mit dem Alter der Soldaten zu. Durch die Inanition, Heimweh, Angst und Schrecken wird der Wundverlauf ungünstiger. Es treten blande Delirien (Del. traumaticum) ohne Fieber auf. Mastkuren sind dabei angezeigt, reichliche Dosen von Alkoholicis, baldiger Transport in die Heimat, für guten Schlaf ist zu sorgen.

§ 76. d) Das Delirium tremens. Gewohnheitstrinkern gibt man gleich $1/8$—$1/3$ der in gesunden Tagen genossenen Quantität Spirituosen, sorgt für Schlaf (Chloralhydrat bis 8,0 g pro dosi, Morphium 0,02, 2 stündlich, besser beides zusammen) und unterläßt alle eingreifenden Operationen. Die Patienten werden isoliert, Frakturen besonders geschützt.

§ 77. Der Hospitalbrand sollte bei aseptischer Wundpflege nicht mehr vorkommen. Tritt er aber dennoch ein (Einschleppung durch Typhöse, Scharlach-, Diphtheritiskranke), so wird die Wunde in der Narkose ausgekratzt, mit aseptischen Tampons ausgescheuert durch alle Ecken, Gänge und Winkel, die pulpösen Massen zerdrückt und abgetragen, ebenso alle brandigen Gewebe, Fisteln und Hohlgänge gespalten und alles mit konzentrierter Säure (Ac. nitr. fumans) oder mit gesättigter Chlorzinklösung, oder mit dem Paquelinbrenner gründlich und so lange ausgebrannt, bis ein trockener Schorf die ganze Wundfläche bedeckt. Diese Manöver werden wiederholt, sobald die Wunde von neuem schmerzhaft wird und profus eitert. Später heilt sie sehr gut. Die großen Defekte erfordern Implantationen resp. Transplantationen. Ueber die Blutungen durch Arrosion der Gefäße siehe § 69. Indikationen zur Amputation sind: heillose Zerstörungen des Gliedes, septischer Allgemeinzustand, unstillbare Blutungen.

§ 78. Der Tetanus. Bei Patienten, die lange auf der Erde gelegen haben, ist eine prophylaktische Serumeinspritzung nach Behring empfohlen (20 Einheiten dicht über der Wunde). In der akuten Form hat man es nur mit der Euthanasie durch Morphium, Chloralhydrat etc. zu tun. Die chronische läuft meist allein ab. Behrings Heilserum soll sich erst noch bewähren, wie alle anderen dagegen empfohlenen Methoden (Baccelli, Sahli). Der Kopftetanus (bei Kopfwunden eintretend und mit Facialislähmung verbunden) verläuft meist ohne Kunsthülfe günstig.

§ 79. Gegen die Syphilis im Verlaufe der Schußwunden soll man so lange nicht einschreiten, als sie den Verlauf der Schußwunden nicht beeinträchtigt. Doch kann man auch Jodkali und Quecksilberpräparate in vorsichtigen Dosen ohne Schädigung des Wundverlaufes verabreichen, wenn die Patienten durch diese Komplikation sehr beunruhigt und bei guten Kräften sind.

§ 80. Der Dekubitus wird durch weiche, glatte, reinliche Lagerung (ohne Falten), kalte Waschungen des Rückens (mit Zusätzen von Desinfizientien und Adstringentien: Zitronensäure, Rotwein, Alkohol etc.), Schutz aller prominenten Knochen in Verbänden am besten verhindert. Tritt Rötung ein, so legt man Luftkranz- resp. Wasserkissen unter. Kleine Erosionen bedeckt man mit Borsalbe, Borvaseline (2 : 30), Karbolvaseline (1 : 20) auf Lint gestrichen. Ist Druckbrand eingetreten, so trägt man die brandigen Massen mit Pinzette und Schere täglich ab, spaltet infiltrierte Partien und verbindet mit Plumbum tannicum (1 : 10 Ung. vaselini); häufige Allgemeinbäder, Lagewechsel, Sitzen.

B. Spezieller Teil.

Behandlung der Verletzungen einzelner Körperteile.

1. Behandlung der Kopfverletzungen im Feldlazarett.

§ 81. Die Zahl der Kopfverletzten im Felde hat beträchtlich zugenommen. Sie bilden den größten Teil der Gefallenen.

Blutstillung. Das Gelingen der Asepsis setzt volle Blutstillung voraus:

Behandlung der Kopfverletzungen im Feldlazarett. 57

Temporär macht man Kompression mit steriler Gaze und einer Binde, oder man legt 2 Touren einer Gummibinde fest um den Kopf unterhalb des Hinterhauptes beginnend und über der Stirn endend. Oft genügt die Digitalkompression: der Art. temporalis $1/2$ cm vom Tragus über dem Jochbogen, der Art. supraorbitalis quer am oberen Orbitalrande in der Incisura supraorbitalis, der Art. occipitalis zwischen der oberen Insertion des Musc. trapezius und splenius in einer Verbindungslinie zwischen Protuberantia occipitalis externa und hinterem Rande des Proc. mastoideus. Hier ist auch der locus electionis für die Unterbindung dieser Gefäße. Sie ist primär wohl niemals nötig, weil man mit der Unterbindung resp. Umstechung in loco stets auskommt. Bei Spätblutungen aus der Art. temporalis profunda aber kann man größere Schwierigkeiten haben, weil sie in ihrem Ursprunge aus der Art. maxillaris interna hinter und unter dem Jochbogen schwer zu finden ist. Man hat in solchen Fällen zu dem zweifelhaften Verfahren der Unterbindung der Art. carotis externa greifen müssen. Bei Blutungen aus der Diploë ist Eindrücken von aseptischem Wachs empfohlen.

§ 82. Ueber umfangreiche Hämatome durch Kontusion legt man komprimierende Verbände. Spannen sie sehr, so punktiert man sie mit dem Messer, entleert das Blut, unterbindet blutende Gefäße und appliziert von Neuem einen Druckverband. Ebenso verfährt man bei pulsierenden, beständig wachsenden Hämatomen. Bei Aneurysmen und Phlebektasien verfährt man nach § 68.

§ 83. Das Emphysem, welches sich aus Hämatomen am Kopfe entwickelt oder nach Eröffnung des Sinus frontalis, seltener nach Frakturen des Processus mastoideus im Gesichte entsteht, bleibt beschränkt und weicht von selbst.

§ 84. Die reinen Hiebwunden der Weichteile, heute relativ selten, werden nach § 21 versorgt. Es ist geraten unter aseptischer Bedeckung der Wunde die Haare sehr weit, am besten am ganzen Kopfe zu entfernen, die Kopfhaut mit Aether vom Fett zu befreien und eine Naht, wo und so weit es geht, besonders an den Lappen, nachdem man die Ränder geglättet hat, anzulegen. Waren die Wunden sehr beschmutzt, so soll man eine Desinfektion und Drainage (durch die Basis der Lappen) nicht unterlassen, Nähte nicht anlegen, sondern aseptisch tamponieren, bis es Zeit für die sekundäre Naht wird. Umfangreichere Skalpierungen, auch völlige Abhiebe befestigt man wieder über dem Schädel. An größeren Substanzverlusten versucht man sobald als möglich Thierschsche Transplantationen (wobei man abgerissene Stücke der Galea benutzen kann) oder eine Ueberpflanzung gestielter Lappen mit breiten, dem Substanzverluste angrenzenden Ernährungsbrücken (mit oder ohne Periost), zwei kleinere auf jeder Seite des Defektes sind einem größeren vorzuziehen.

§ 85. Stichwunden behandelt man wie Schußwunden.

§ 86. Die Schädelhieb- und Kontusionswunden werden im allgemeinen wie Weichteilwunden oder komplizierte Frakturen (siehe Schußwunden) behandelt. Ihre Gefahren liegen in der Beteiligung des Gehirns und der septischen Infektion, ihr Heil in der aseptischen Wundpflege und Anlegung von Nähten in allen frischen aseptischen Fällen. Blutungen aus dem angehauenen Sinus longitudinalis stehen auf Tamponade durch die klaffende Knochenwunde, die man eventuell erweitern kann. Dies muß auch bei Anhieben der Arteria meningea media durch eine Meißeloperation geschehen, bis man das Gefäß zur Unterbindung freigelegt hat. Die Abhiebe der Knochen soll man gut desinfiziert durch Nähte befestigen. Um deprimierte Knochenstücke, die keine Druck- oder Reizerscheinungen machen, kümmert man sich nicht. Zeigen sich aber begrenzte Rindensymptome (Jacksonsche Epilepsie etc.), so entfernt oder hebt man sie durch Meißeloperation oder Trepanation. Ebenso verfährt man, wenn Stücke der Intima in einer klaffenden Knochenwunde weithin abgesprengt und deprimiert liegen. Sind umfangreiche Splitterbrüche erzeugt mit Läsionen der Gehirnoberfläche, so entfernt man deprimierte Knochenstücke mit dem Meißel, bis die primäre Wunddesinfektion in der Schädelhöhle freie Bahn hat, doch verwendet man dabei keine Ausspülungen mit antiseptischen Lösungen, verfährt vielmehr möglichst trocken. Die Hautwunden läßt man einige Tage unter einem Jodoformgazeverbande offen, um sie so bald als möglich durch Nähte, eventuell mit Heranziehung von Periostknochenlappen aus der Nachbarschaft, wobei man für Einlage von sekretableitenden Jodoformgazestreifen Raum läßt, zu schließen. Auf Temperatursteigerungen ist sorgfältig zu achten, damit man Eiterbildungen und Retentionen frühzeitig entgegentreten kann.

§ 87. Die Stichwunden der Schädelknochen behandelt man wie Schußwunden.

§ 88. Commotio cerebri ist selten bei Kopfschüssen. Während des Koma ist kein Eingriff, der die Herzaktion

Behandlung der Kopfverletzungen im Feldlazarett.

schwächt (Blutentziehung), gestattet, man sorgt nur für tiefe Lage des Kopfes, warme Fomente über den Kopf, Erwärmen des ganzen Körpers, subkutane Injektionen von Aether oder 10prozentigem Kampheröl $^1/_4$ stündlich wiederholt, auch von 0,0003 g Atropin zur Belebung der vasomotorischen Nerven. Klysmata von Alkohol, schwarzem Kaffee, Sinapismen und Vesikantien, heiße Schwämme auf Brust und Kopf sind empfohlen. Ist die Atmung stockend, so macht man künstliche Atmung (§ 16). Wenn die Patienten noch schlucken, so gibt man warme alkoholische Getränke. Moschus oder Tinct. ambrae moschata, Aether innerlich.

Im stadio excitationis sind subkutane Injektionen von Morphium sehr wirksam, unterstützt durch trockene und blutige Schröpfköpfe auf Brust und Rücken, und drastische Abführmittel.

§ 89. Noch lange nach Ablauf der Gehirnerscheinungen müssen die Patienten geistige und körperliche Ruhe einhalten, Exzesse in Baccho und Venere meiden und — wenn nötig, durch Kunsthilfe — gut schlafen, denn psychische Störungen entwickeln sich nicht selten aus schweren Kommotionen des Gehirns.

Die Behandlung der Schußfrakturen der Schädelknochen und des Gehirns.

§ 90. Die fast ausnahmslos damit verbundene Läsion des Gehirns bestimmt Prognose und Behandlung. Man revidiert den Verband und läßt ihn bei gutem Wundzustande liegen. Zeigt sich aber die Knochenwunde infiziert, so nimmt man gleich ihre Erweiterung (nach Sterilisation derselben und ihrer Umgebung § 84) mit dem Meißel vor, räumt sie aus und legt mit oder ohne Drainage die antiseptische Okklusion wieder an. Die Erweiterung der Wunde muß weit genug gehen, um die ganze Wundhöhle übersehen und für einen guten Abfluß der Wundsekrete sorgen zu können.

Die begleitende Gehirnwunde behandelt man wie jede andere Schußwunde: Reinigung mit sterilen Instrumenten, Extraktion aller faßbaren Fremdkörper, Vermeiden von Spülungen, besonders mit antiseptischen Lösungen, so lange es möglich ist, ohne sie sterile Wundverhältnisse herzustellen, Blutstillung durch Kompression, Unterbindung, Umstechung (siehe § 27) und dann eine leicht komprimierende aseptische Tamponade.

§ 91. Der Ausfluß von Hirnsubstanz, dessen Dignität von der Bedeutung der verletzten Hirnpartie und dem Ausbleiben oder Eintritt meningitischer oder enkephalitischer Prozesse abhängt, erfordert keinen besonderen Eingriff. Es können große Abschnitte des Gehirns verloren gehen, ohne daß wesentliche Funktionen ausfallen.

Den Eintritt eines unverletzten Hirnvorfalls hat man beim aseptischen Wundverlaufe nicht zu befürchten, denn er ist eine Folge gesteigerten Hirndrucks (Hirnödems). Man bekämpft ihn dann, leider! meist vergeblich, durch komprimierende Verbände, durch eine straffe Naht der Hautwunde über dem Vorfall und könnte noch die Lumbalpunktion versuchen:

Seitenlage mit Rückenkrümmung des Patienten, Einstich einer Kanüle zwischen 3.—4., auch 4.—5. Lendenwirbel 4,5—7 cm tief median unter den Dornfortsätzen; seitliches, oder tastend nach unten oder oben gerichtetes Vorschieben der Nadel, um ein sich entgegenstellendes Knochenhindernis zu vermeiden, Entleerung von 15—20 ccm Flüssigkeit. Irvine bepinselt den Vorfall mit 40 % Formalin und wiederholt dies jeden 2. oder 3. Tag, nachdem er die lederartige Kruste abgezogen hat. Dazu würde ich nicht raten!

Behandlung der Schußverletzungen der Schädelbasis.

§ 92. Die Schädelbasis wird vom Gesichte (besonders der Mundhöhle), auch wohl vom Halse, auch direkt, besonders vom Ohre und der Orbita aus, oder durch explosive, und kontundierende Wirkungen der in die Schädelhöhle eintretenden Projektile, doch auch bei Tangentialschüssen der Schädelkapsel mit Rinnenbildungen im Knochen, verletzt. Die Läsionen sind meist so schwer, daß der Tod sofort eintritt. Bei den überlebenden Patienten hat der Chirurg wenig Arbeit. Ueberall, wo sich eine Kommunikation der Schädelhöhle mit der Außenwelt zeigt, sorgt man für aseptischen Verschluß der Schädelhöhle: das Ohr wird trocken gereinigt, und dann mit aseptischem Material gefüllt, welches man, so oft als nötig, erneuert. Ausspülungen des Ohrs sind zu vermeiden, weil man damit Infektionsträger ins Gehirn treiben könnte. Aseptische Tamponade der Nase bei Fissuren durch das Siebbein ist nicht lange zu ertragen, auch vermehrt sie die Sekretion. Man muß dann die Nase fleißig reinigen und Jodoform einblasen. Immer soll man sich erinnern, daß bei Basisfrakturen Blut in die Trachea fließen und so Erstickungsgefahr plötzlich eintreten kann. Deshalb muß man auf eine Tracheotomie vorbereitet sein. Tritt Eiterung aus dem Ohre ein, so muß man das Ohr mit besonderer Sorgfalt auf trockenem Wege

Behandlung der Kopfverletzungen im Feldlazarett.

rein halten und die aseptische Tamponade oft erneuern. Ausspülungen sind auch jetzt zu vermeiden. Bei profuser Eiterung aber eröffnet man mit dem Meißel die Paukenhöhle; beim Eintritt zerebraler Symptome legt man die Dura oder eine Sinusthrombose frei. Danach sorgfältige Blutstillung mit aseptischer Tamponade oder Okklusionsverband. Dauernde Gehörstörungen treten durch Mittelohrkatarrhe oder auf nervöser Basis oft nach Schädelbasisfrakturen ein; Sehstörungen aber seltener (siehe Schußverletzungen der Ohren und Augen).

§ 93. Alle Patienten mit Kopfschüssen liegen im kühlen, ruhigen Zimmer mit erhöhtem Kopfe (Eisbeutel unnötig und durch Feuchtigkeit die Verbände verderbend), bekommen Milchdiät, vermeiden Alkoholika, das Tabakrauchen und jede körperliche und gemütliche Erregung. — Die Narben müssen noch lange geschützt getragen werden.

§ 94. Die Prognose der Schädelschüsse, schlecht von Anfang an, bleibt noch nach Jahren durch verspätete Lösung von Sequestern, purulente Ostitis an altem Schutt entwickelt, Ausstoßung von Projektilen und Fremdkörpern sehr unsicher. Immer wieder treten gefahrvolle Episoden ein. Sie richtet sich nach der Dignität der verletzten Gehirngebiete und dem Grade ihrer Zerstörung: je näher der Basis um so gefährlicher der Schuß, direkte Verletzungen der mittleren und hinteren Schädelgrube sind meist sofort tödlich, sagittale Schüsse gefährlicher als transversale, von letzteren die durch das vordere Schädeldrittel verlaufenden am ungünstigsten, dann folgen die den hintersten Teil durchdringenden; vertikale Schüsse (vom Scheitel zur Basis oder umgekehrt) sind nur im vorderen Abschnitte heilbar (Hildebrand). Aber auch die Art der Behandlung übt einen großen Einfluß auf die Prognose aus. Nur strikte Asepsis gibt Aussicht auf Heilung; ebenso Vermeidung langer Transporte.

§ 95. Alle operativen Eingriffe am Schädel und Gehirne geschehen bei strikter Asepsis, subperiostal und so schonend wie möglich.

1. Technik derselben.

a) Die Erweiterung der Knochenwunde, auch Anlegung einer solchen durch Meißel und Hammer geschieht zur Herstellung der Asepsis in den Wunden, zur Lösung reizender Fremdkörper und Knochensplitter, zur Eröffnung von Rindenabszessen (sehr häufig bei Streifschüssen des Gehirns durch Infektion der Gehirnzertrümmerungsherde, seltener bei perforierenden Tangentialschüssen) und zur Bekämpfung beginnender eitriger Leptomeningitis.

Man verwendet dazu gerad- und konvexschneidende Stahl- (Macewen) oder auch scharfe, schmale Bildhauermeißel, die Lüersche Hohlmeißel-, die Collinsche Kneifzange, den Horsleyschen biegsamen Spatel (zur Schonung des Gehirns und seiner Häute).

Zur Anlegung einer Knochenwunde im Schädel setzt man den Meißel meist senkrecht mit der einen scharfen Kante auf und umgrenzt mit einer tiefen Furche den Knochendefekt, den man haben will, dann stellt man ihn flach und hobelt den Knochen dünn, bis man ihn herausbrechen kann. Ist eine Wunde schon vorhanden, so setzt man den Meißel schräg zur Oberfläche des Knochens ein und nimmt gleich einen Keil aus seiner ganzen Dicke heraus unter hebelförmigen Bewegungen des Meißels und unter Schutz der Dura mit dem Spatel. Die Hammerschläge werden kurz und schwach geführt. Kleinere Knochenstücke

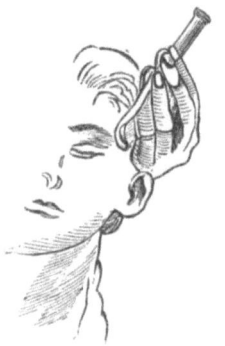 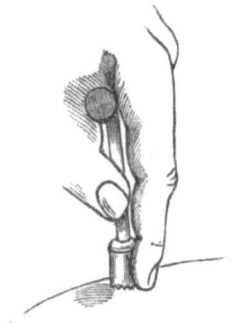

Fig. 11. Meißelhaltung bei der Trepanation.   Fig. 12. Haltung des Handtrepans.

bricht man mit der Hohlmeißelzange aus. Bei der Extraktion größerer Splitter ist besondere Vorsicht geboten: leichtes Lockern durch Drehen, bis man sich über die Richtung des Zuges vergewissert hat. Man kann sie auch mit der Kneifzange vorher zerkleinern. Die Meißeloperationen haben den Vorzug, daß man dem Schädelstück, das man entfernen will, jede beliebige Form und Größe geben kann. Muß man aber größere Defekte setzen, so ist die

b) Trepanation vorzuziehen und zwar mit dem Handtrepan.

Behandlung der Kopfverletzungen im Feldlazarett. 63

Man kann mit ihm ein oder, wenn nötig, mehrere Löcher neben einander anlegen und die dazwischen stehende Knochenbrücke mit dem Meißel, der Heyschen Brückensäge, Giglis Drahtsäge, Lüerscher Meißelzange fortnehmen. Zwingen nicht die Indikationen und die Lage der Wunde zur Einhaltung bestimmter Lokalitäten, so vermeidet man die Gräte des Hinterhauptes, die Schuppen der Schläfe, den Verlauf der Arteria meningea media, die Suturen und die Blutleiter. Es ist zweckmäßig, mit dem Perforativtrepan vorzubohren. Der Kopf liegt tief und wird gut fixiert. Die Krone setzt man fest und so auf, daß die Pyramide gut in

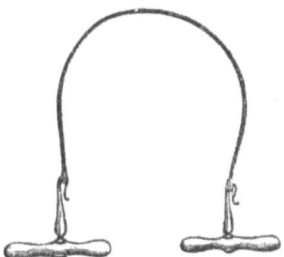

Fig. 13. Giglis Drahtsäge.

das vorgebohrte Loch trifft (beim Bogentrepan die linke Hand auf den Kopf, die rechte dreht), die Bewegungen der Krone geschehen mit leichtem Druck und aus dem Handgelenke im halben Bogen von rechts nach links und wieder zurück. Durch wiederholtes Reinigen hält man die Zähne der Krone scharf und ihre Bahnen durch aseptisches Ausbürsten des Knochenstaubes wegsam, zieht nach einiger Zeit die Pyramide zurück, um die Spitze des Tirefonds an ihre Stelle zu setzen, drückt, je mehr man in die Tiefe kommt, immer weniger, bestimmt öfter mit einem sterilen Myrtenblatte die Tiefe, in der man steckt, und zieht die Krone zurück, sobald man ein Abnehmen des Widerstandes und ein leichtes Krachen fühlt, dann extrahiert man das umschnittene Stück und glättet die Trepanwunde durch das Linsenmesser. Die Dura darf nicht verletzt werden. Das entfernte Knochenstück wird in warmem sterilen Salzwasser aseptisch gehalten, nach erfolgter Operation wieder eingesetzt, das Periost über der Knochenwunde mit Katgutnähten vereinigt, darüber die Haut mit Seidennähten. Heilt der Knochen nicht ein, so kommt es zu einer bindegewebigen Narbe, die einen plastischen Ersatz (§ 103) notwendig machen kann.

Man hat heute den Trepan durch andere Instrumente ersetzt. Sehr brauchbar ist die Doyensche Fraiser, ein erdbeerförmiger, unten zugespitzter, mit scharfen Seitenflügeln versehener Knochenbohrer, weil er die Dura sicher schützt. Die dadurch erzeugten Löcher verbindet man mit Sägeschnitten. Salzers rotierende Kreissäge ist zu schwierig im Betriebe für den Feldgebrauch, dagegen der gezahnte Stahldraht Giglis in hohem Maße geeignet. Er wird eingeführt von innen her durch eine Anzahl kleiner, mit dem Collinschen Perforateur oder Doyens Fraiser angelegter Knochenlöcher (4—7) zwischen Dura und Schädel vermittelst einer biegsamen Hakensonde oder einer elastischen Uhrfeder (Lauenstein) und nun ein viereckiges oder ein zungenförmiges Knochenstück herausgeschnitten. Ebenso geeignet erscheinen der Fraiser Sudecks: ein dünner Stahlstift mit schraubenartig schneidendem Gewinde gestattet von einem mit dem Doyenschen Kugelperforateur angelegten Loche aus

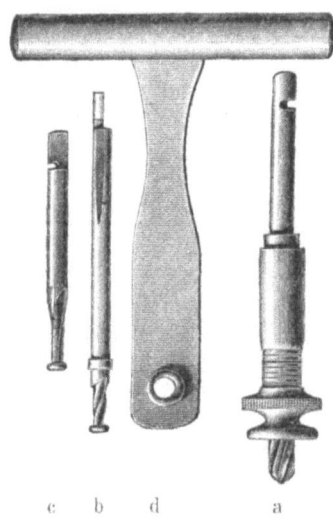

Fig. 14. Trepanationsbesteck nach Sudeck-Kümmell.
a. Anbohrer nach Kümmell, mit Tiefenstellung. b. Fraiser nach Sudeck, mit Schutzring. c. Fraiser zur Verbindung mit einer Brustleier für Handbetrieb. d. Führungsgriff (wird angewendet beim Fraiser mit Handbetrieb).

einen Knochenlappen jeder Größe und Form in wenigen Minuten auszuschneiden mit sicherer Schonung der Dura und ohne Knochenblutung. Der Fraiser wird seitlich an den Rand des Loches gedrückt und in der Richtung des auszuschneidenden Knochenstücks weiter geführt. Er ist für den Dienst im Feldlazarett wenig geeignet, weil er elektrischen Betrieb erfordert. Als Führer ist zwar ein kurzes Stahlstück mit Handgriff vorhanden, doch ist seine Handhabung sehr schwierig. Die Spaltung der Dura verrichtet man, wenn sie nötig ist, in der Mitte des Trepanlochs mit einem Längsschnitt oder noch besser an seinem Rande, indem

Behandlung der Kopfverletzungen im Feldlazarett.

man einen Lappen mit Schonung der Gefäße bildet. Auch an der Dura kann man Nähte anlegen.

§ 96. Da ein reimplantiertes Knochenstück oft nicht wieder einheilt (s. S. 71), so ist die osteoplastische Resektion Wagners, weniger bei Verwundungen als bei Krankheiten in der Schädelhöhle, bei denen man einen größeren Knochendefekt erzeugen muß, der Trepanation vorzuziehen: Durch einen Schnitt in Form eines griechischen Omega werden die Weichteile bis zum Perioste durchtrennt. Hat sich der Lappen retrahiert, so wird er fest auf das Schädeldach gedrückt und an seinem Rande ein Schnitt durch das Periost geführt. Nun wird der Knochen entsprechend diesem Periost-Omega-Schnitte völlig durchmeißelt,

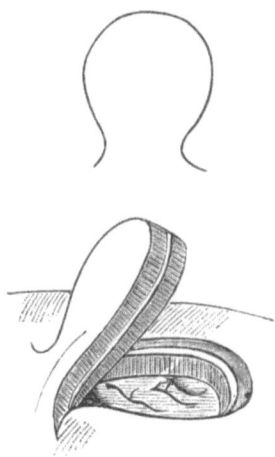

Fig. 15. Wagners Omegaschnitt zur osteoplastischen Trepanation.

in die beiden Schenkel aber nur eine von außen nach innen tiefer werdende Rinne gemacht. In diese werden nun zwei Meißel eingesetzt und, ohne die darüber liegenden Weichteillappen zu verletzen, die Knochenbrücke subkutan durchmeißelt (Stiel etwa 3 cm breit). Jetzt läßt sich leicht das vom Bogen des Omegaschnittes umschlossene Knochenstück mit schmalen Elevatoren heraushebeln und parallel den Schenkeln desselben mit den Weichteilen zurückklappen.

2. Indikationen für diese operativen Eingriffe am Schädel.

a) Blutstillung in der Schädelhöhle.

§ 97. Ein Hirndruck, welcher einige Zeit nach der Verletzung, nach einem Stunden, auch Tage dauernden anscheinenden Wohlbefinden beginnt und stürmisch fortschreitet (kontralaterale Lähmung, langsamer Puls, zunehmende Trübung des Sensorium. Stauungspapille, kahnförmig eingezogener Leib etc.) bei einer Wunde, die im Bereiche der Art. meningea media liegt, indiziert dringend die Trepanation zur Stillung der Blutung aus diesem Gefäße, da sie, obwohl schwierig auszuführen und auch nicht immer erfolgreich, doch den einzigen Weg zur Rettung bietet. Dagegen kontraindiziert ein allgemeiner schwerer mit oder unmittelbar nach der

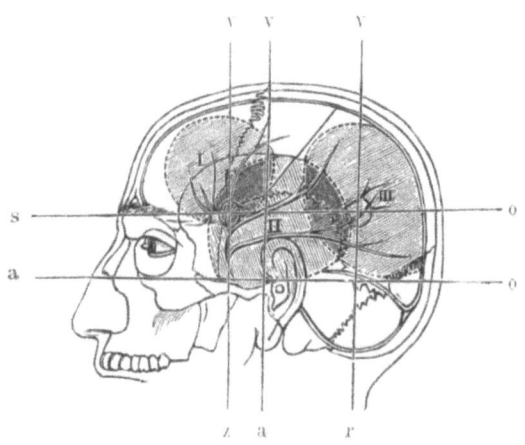

Fig. 16. Lage der Hämatome der Art. meningea media (Kroenlein).
I Haematoma fronto-temporale. II Haematoma temporo-parietale. III Haematoma parieto-occipitale. a o Linea auriculo-occipitalis. s o Linea supraorbitalis. v z Linea zygomatica. v a Linea articularis. v r Linea verticalis retromastoidea. z v und v r Schnitte nach Kroenlein. v a Schnitt nach Vogt.

Verletzung eintretender Hirndruck als ein Zeichen der Zerstörung von Gehirnteilen hoher Dignität und zentraler Blutergüsse, welche ihren Weg bis in die Ventrikel nahmen, jeden operativen Eingriff. So lange eine Commotio cerebri (Bewußtseinsstörungen ohne Lähmungen) besteht, ist die Diagnose einer traumatischen Gehirnblutung aus der Art. meningea media und damit jeder operative Eingriff unmöglich.

Liegt die Arterie in der Nähe der Schußwunde, so erweitert man diese, bis man die Arterie gut unterbinden, oder mit Klemmen, die man liegen läßt, fassen oder umstechen oder komprimieren (Tamponade) kann. Bei latenten Blutungen ist die Kompression und

Unterbindung der Carotis communis und der externa ganz unsicher, denn es gilt, auch das Gehirn von dem durch das Blutextravasat gesetzten Drucke zu befreien. Man zieht (nach Kroenlein, Fig. 16) durch den Supraorbitalrand nach hinten eine Linie parallel mit der horizontalen des Schädels (Linea horizontalis supraorbitalis). In dieser müssen die beiden Trepanationslöcher liegen, das vordere 3—4 cm hinter dem Proc. zygomaticus des Stirnbeins, das hintere in dem Kreuzungspunkte der gedachten Linie mit einer vertikalen, welche man sich unmittelbar hinter dem Proc. mastoideus nach oben gezogen denkt. Im ersteren trifft man ein fronto-occipitales und temporo-parietales Hämatom, im zweiten ein parieto-occipitales; mit ersterem soll man anfangen und im Versagungsfalle im letzteren enden. Kann man so noch nicht alles Blut ausräumen, so erweitert man mit dem Meißel oder setzt noch eine dritte Krone hinter dem Proc. mastoides in der Mitte der Linea semicircularis inferior auf. Krause operiert nach Wagner: Stiel des uterusförmigen Lappens über dem Jochbogen; Schnitt über dem Tragus beginnend. Offene Sinusblutungen stehen auf Tamponade. Bei subduralen Sinusblutungen, schwer erkenntlich durch langsam steigenden Hirndruck und charakteristischen Sitz der Läsion, müßte man osteoplastisch trepanieren, die Koagula ausräumen, Sinusnähte oder Tamponade anlegen und später die Wunde wieder schließen. Ebenso müßte man verfahren bei Hirndruck durch subdurale (Pia-) Blutungen. Man erkennt sie erst nach eröffneter Schädelhöhle: das Blut schimmert blau durch die Dura. Intrakranielle Verletzungen der Carotis cerebralis erfordern die Ligatur der C. communis, doch kommt man meist zu spät.

§ 98. b) Zur Beseitigung lokaler Reiz- und Drucksymptome im Bereiche der Zentralwindungen (Fig. 18) (Eintreten von kontralateralen epileptiformen Krämpfen im Jacksonschen Typus [von einer Muskelgruppe ausgehend, sich bald über die kontralaterale Seite ausbreitend, von hier auf die unverletzte übergreifend, anfangs ohne, später mit Verlust des Bewußtseins einhergehend] begleitet von aphasischen Störungen und gefolgt von kontralateralen Lähmungen [anfangs bald schwindend, später bleibend]).

Es handelt sich meist um Beseitigung isolierter Frakturen der Glastafel mit Eintreibung von Splittern in die Rinde, welche nach Streifschüssen des Schädels und der Weichteile mit tunnelartigen Schußkanälen oder auch nach Kontusionen mit unverletzter Tabula externa vorkommen, oder zurückgehaltener Projektile, Hämatome etc. Wenn Treves schließlich bei jedem Streifschusse trepanierte, so ging er damit doch zu weit, denn man soll bis zum Eintritt der

68 Behandlung der Kopfverletzungen im Feldlazarett.

zwingenden Symptome abwarten. Man operiert mit Erweiterung der Wunde oder mit dem Omegaschnitte.

Die Fissura Rolandi liegt genau in der Vereinigung der Schuppennaht mit dem großen Keilbeinflügel. Man orientiert sich am besten mit dem biegsamen und daher handlichen Kraniometer von A. Koehler: an einem federnden Bügel, sagittal über das Haupt von der Nasenwurzel zum Hinterkopf angelegt, sind 2 seitliche Schienen angebracht, deren

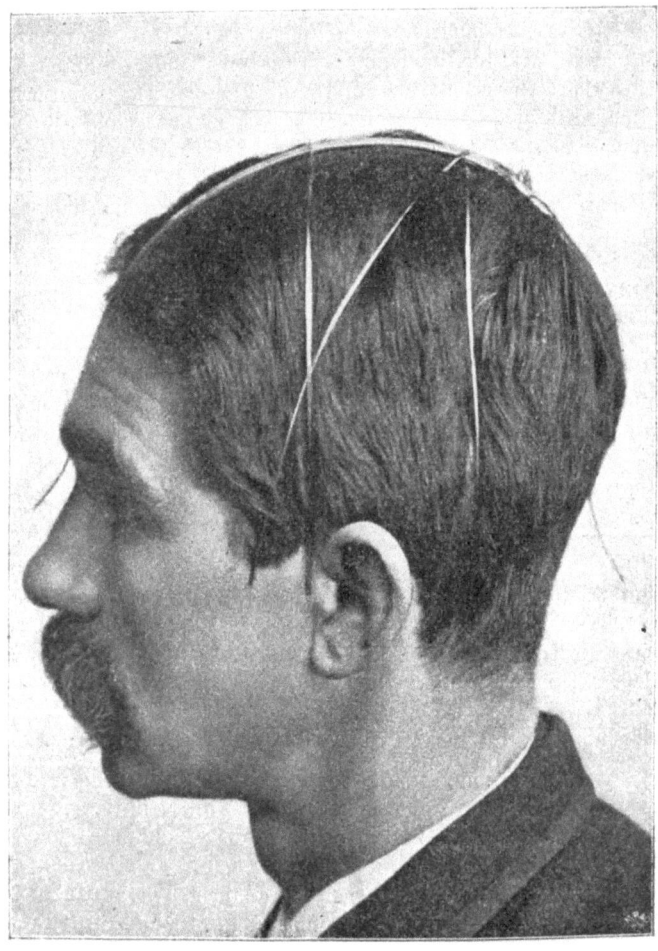

Fig. 17. Koehlers Kraniometer zur Schädelmessung (König).

vordere auf den vorderen Rand des Tragus, deren hintere auf die hintere Begrenzung des Warzenfortsatzes eingestellt wird. Als Basallinie ist eine vom unteren Rand der Augenhöhle durch den Meatus acusticus gehende Linie angenommen. Eine vom Proc. zygomaticus des Stirnbeins zum Tuber ziehende Linie gibt den Verlauf der Fossa Sylvii an. Sie schneidet die vordere vertikale dort, wo die Rolandsche Furche vorn

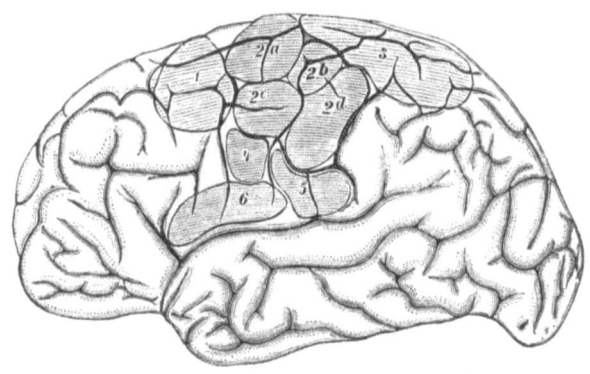

Fig. 18. Motorische Rindencentra (v. Bergmann). 1. Oculomot. 2. Obere Extremit. (a Extens. b Ab- und Adduct. c Flex., Supinat., Pronat.) 3. Untere Extremit. 4.—5. Facialis. 6. Sprache.

unten an ihr endet. Letztere stellt man durch einen an der vorderen Vertikalschiene beweglichen und in einem Scharnier am Scheitelpunkt der hinteren vertikalen drehbaren Draht ein, wenn man diesen Schnittpunkt, welcher 5,0—5,5 cm oberhalb der Basallinie auf der vorderen Vertikalschiene liegt, mit der Kreuzungsstelle der Sagittal- und hinteren Vertikalschiene verbindet. Hat man den Apparat nicht zur Stelle, so kann man sich diese Linien auf dem rasierten Schädel konstruieren und aufzeichnen.

Hat man so die richtige Stelle eröffnet, so wird die Dura gespalten und der reizende oder drückende Körper entfernt. Der Erfolg hängt vom rechtzeitigen Eingriffe und von der Art der Hemmung oder Reizung ab.

§ 99. c) Zur Beseitigung von Eiterungen innerhalb der Schädelhöhle. Eiterauflagerungen in begrenzten Herden finden sich nach der Ostitis cranii traumatica purulenta auf der Dura, später auch subdural. Sie entstehen unter septischen und beständig zunehmenden Symptomen des Hirndrucks. Behandlung s. § 101. Eine frühzeitige Eröffnung der Rindenabszesse, da sie dicht unter der verwundeten Knochenstelle liegen und leicht zugängig sind, haben oft einen guten Erfolg. Sie machen Fieber und je nach dem Sitze Reizungs- oder Ausfallserscheinungen. Der traumatische

Gehirnabszeß entwickelt sich meist um Fremdkörper. um Blutgerinnsel etc. Man soll nach einem solchen suchen. wenn nach Ablauf der primären Hirnsymptome eine längere Latenz (zuweilen Jahre hindurch) eingetreten war und sich dann wieder Kopfschmerzen, Fieber, Herdsymptome in periodischem Steigen und Abfallen zeigen. Dann aber ist auch ein operativer Eingriff der einzige Weg zur Rettung. Das Fehlen der Gehirnpulsation nach Eröffnung der Schädelhöhle bestätigt die Diagnose. Zuweilen kann man den Abszeß schon unter der Dura fühlen oder durch seine Zuspitzung erkennen, wenn nicht, so sucht man ihn durch sterile Punktionen in der Gehirnmasse auf, entleert. drainiert ihn (Einlegen von Jodoformgazestreifen) und macht darüber einen vollen aseptischen Verband. Tritt dann wieder Fieber und Hirndruck ein, so revidiert man die Drains oder eröffnet den Abszeß noch einmal. Hirnvorfälle und Hirnausfluß sind häufig die Folge.

§ 100. d) Zur Beseitigung eines durch Schädelfraktur mit Impression gesetzten Hirndrucks, wenn durch Vermittlung sekundären Hirnödems eine langsame und stetige Steigerung der nach einer Verletzung aufgetretenen primären Druckerscheinungen sich zeigt. Man soll aber mit der Operation warten, bis die Diagnose sicher ist, denn man kann anfangs nicht unterscheiden, welche Ausfallserscheinungen auf Zerstörung von Gehirnsubstanz und welche auf Fernwirkungen beruhen. Man reponiert die deprimierten Splitter. oder stemmt sie ab und extrahiert lose etc.

§ 101. e) Nach Projektilen und Fremdkörpern in der Schädelhöhle soll man nur suchen, wenn sie zerebrale Erscheinungen dringender Art hervorrufen. Sie können einheilen, ohne wesentlichen Schaden zu verursachen — immerhin ein sehr seltenes Glück! Es bleibt daher die Pflicht bestehen. leicht zugängige immer zu entfernen.

Man bestimmt ihren Sitz durch 2 Röntgenaufnahmen (eine senkrechte zum fronto-occipitalen Durchmesser, die andere ebenso zum biparietalen).

Bei der Aufsuchung und Extraktion ist sehr schonend zu verfahren, um nicht wichtige Gehirnteile zu verletzen.

§ 102. f) Wir werden noch eine Reihe von Nachkrankheiten nach Kopfschüssen kennen lernen, bei denen Trepanationen angezeigt und auch, öfter leider! ohne Erfolg, geübt sind (siehe § 103. 104).

§ 103. Einen Schädeldefekt knöchern zu verschließen, ist dringend geboten, um schwere Nachkrankheiten (Epilepsie, Psychosen etc.) zu verhüten oder zu beseitigen. Nach der Trepanation gelingt wohl die Reimplantation des ausgehobenen Knochenstücks (§ 96). Zu versuchen sind das Einheilen einer Zelluloidplatte (Fraenkel, Eiselsberg), eines dekalzinierten (auch ausgekochten) Knochenstücks (Senn), eines Silberfiligrannetzes, Aluminiumbronzedrahtes. Den sichersten Erfolg aber verspricht der plastische Ersatz des Defektes durch den Müller-Koenigschen Hautknochenschäilappen. Ist der Knochendefekt noch von brauchbarer Haut bedeckt, so löst man diese mit einem gestielten Lappen bis auf den Knochen ab und legt daneben einen ebenso gestalteten, doch den Knochendefekt in allen Dimensionen um $1/2$ cm überragenden Haut-Periostlappen so an, daß er eine mit flachen Meißelschlägen abgetrennte dünne Kortikalschicht, die am 1—2 cm breiten Stiele eingebrochen wird, enthält. Der Stiel liegt gegenüber der Brücke des Hautlappens, der über dem Defekte sich befand. Nun werden beide so gedreht, daß der Hautknochenschällappen auf dem Knochendefekte, der Hautlappen auf dem frischerzeugten liegt. Ist aber keine Bedeckung mehr auf dem Knochendefekt, so frischt man seine Ränder stark an und verfährt ebenso, schließt aber den frisch angelegten Defekt mit Implantationen nach Thiersch. Alles wird mit Nähten gut vereinigt. Auch frische Knochendefekte kann man so schließen. Einlagen von Jodoformgazestreifchen sorgen für Abhaltung von Wundsekretretentionen. Hoffmann nimmt kleine Stücken der Corticalis (Greffes), legt sie mit der glatten Fläche auf die Dura und darüber einen Periost-Hautlappen. Seydel implantiert Knochenstücke aus der Tibiainnenfläche des Patienten so fest, daß sie den Knochendefekt allseitig verschließen (eine sehr empfehlenswerte Methode).

Behandlung der Folgezustände der Schädelschußverletzungen.

§ 104. Granulome, welche bei Berührung leicht blutend, eigenartig eitrig infiltriert, auch wohl pulsierend, geschwulstähnlich aus der sich schließenden Knochenwunde hervortreten und die Heilung hindern, trägt man mit scharfem Löffel ab und extrahiert Fremdkörper (besonders nekrotische Splitter), welche sie erzeugen und unterhalten.

Pyämie, Sepsis, Rose und Phlegmone sind bei aseptischem Verlaufe der Schußwunden des Schädels ausgeschlossen. Ueber ihre Behandlung siehe S. 53. Zeigen sich die Erscheinungen der traumatischen Meningitis, so eröffnet resp. erweitert man die Wunde wieder, revidiert und säubert alles aseptisch, spaltet die Dura und legt die Leptomeninx frei, um auch sie aseptisch zu reinigen (meist verlorene Liebesmühe!).

Die traumatische Ostitis, Periostitis und Osteomyelitis cranii purulenta ist nach Schußwunden ein seltenes Ereignis, wenn es aber durch Infektion eintritt, auch von der übelsten Bedeutung, da es durch Thrombophlebitis, Gehirnabszess und Sepsis zum Tode führt. Man entleert die subperiostalen Abszesse, entfernt nekrotische Splitter, räumt Eiterbelag auf der Dura trocken aus, legt Jodoformgaze auf die Dura und wechselt häufig den Verband. Noch nach Jahren können diese bösartigen Knocheneiterungen sich an anscheinend geheilten Schädelschußfrakturen, besonders um nekrotische Splitter und sich lösende Fremdkörper entwickeln und den Tod der Verwundeten herbeiführen.

§ 105. Beim Exophthalmus pulsans traumaticus (arteriell-venösem Aneurysma der Carotis cerebralis, meist mit Lähmung des Nerv. abducens verbunden) hat die intermittierende Digitalkompression selten genutzt, ebensowenig die Einspritzung von Ergotin, nur die Unterbindung der Carotis communis — an sich ein gefährlicher Eingriff! — könnte Erfolg versprechen.

§ 106. Psychische Störungen treten öfter nach Kopfschußverletzungen, bald gleich nach der Verwundung, bald später ein: a) Das Koma der Commotio cerebri geht unmittelbar in Verwirrtheit über. Hier hilft oft die Verabfolgung von Opiaten und Nervinis. b) In selteneren Fällen treten nach Kommotionen und Gehirnwunden Hirnatrophie und Dementia paralytica (Verkalkung der Gehirngefäße) ein. Dagegen ist kein Kraut gewachsen. c) Bei den im späteren Verlaufe nach Schädelwunden sich entwickelnden Psychosen (Irresein, Reflexpsychosen) ist die Deckung von Knochendefekten, Exstirpation von Knochen und Weichteilnarben, die Trepanation mit Auslösung von Hirnnarben, cystischen Gebilden, Hyper- und Exostosen, zuweilen von Erfolg gewesen. d) Dieselben Verfahren hat man bei der Epilepsie nach Kopfverletzungen mit augenblicklichem, doch selten nachhaltigem Erfolge versucht.

§ 107. Gegen Neuralgien im Gebiete des Quintus, die durch Narbendruck, Einschließen durch Kallus oder Fremdkörper bedingt werden, richtet man mit Injektionen von Osmiumsäure selten etwas aus. Erfolg verspricht nur die Auslösung der Nerven aus der Umschnürung event. die Neurexairesis, auch Neurektomie. Ersterer ist im Felde der Vorzug zu geben, obwohl sie oft keinen dauernden Erfolg bringt.

Nervus supraorbitalis: 7 cm langer, gebogener Hautschnitt längs des oberen Orbitalrandes, Trennung des Musc. orbicularis und der Fascia tarsoorbitalis; Musc. levator palpebrae super. und Bulbus nach abwärts gedrängt, Ergreifen des Nerven an der Incisura supraorbitalis und langsames Herausdrehen.

Nervus infraorbitalis: Derselbe Schnitt am unteren Orbitalrande, Freilegen der Austrittsstelle des Nerven am For. supraorbitale.

Nervus inframaxillaris: 5—6 cm langer ∠ Schnitt am Unterkieferwinkel, Abhebung des Periostes an der inneren Unterkieferfläche bis zur Lingula (Ablösung des Musc. pterygoideus internus).

Nervus mentalis: Unterlippe nach abwärts gezogen, zwischen 1.—2. Backzahn unterhalb des Processus alveolaris 2—3 cm langer Schnitt, vorsichtiges Präparieren bis zum For. mentale.

2. Behandlung der Schußverletzungen des Ohrs.

§ 108. 1. Bei Hiebwunden der Ohrmuschel legt man die Naht so an, daß der Knorpel besonders, dann die Haut auf beiden Seiten vereinigt wird. Abgehauene Stücke, auch lose an dünnen Hautbrücken hängende, befestigt man wieder. Entstellende Defekte schließt man, so gut es geht, durch gestielte Lappen aus benachbarter unbehaarter Haut. Bei kleinen glatten Schußwunden der Ohrmuschel verfährt man ebenso; bei umfangreicheren Zerstörungen aber stopft man den Gehörgang mit aseptischem Materiale aus, legt einen Ballen steriler Watte auf, einen anderen hinter die Ohrmuschel und befestigt diese durch eine Binde. Durch Kontusionen können wohl Othämatome entstehen mit oder ohne Frakturen des Knorpels, die leicht zu schweren Entstellungen führen. Methodische Massage, Druckverband, in schwereren Fällen aseptische Entleerung und Kompressivverband führen zur Heilung ohne letztere.

§ 109. 2. Kontusionen des äußeren Gehörganges kommen direkt selten zu stande (durch Aufschlagen matter Projektile, Fremdkörper etc., durch Abfeuern der Gewehre, durch Vorüberfliegen grober Geschosse in nächster Nähe des Ohres, Explosionen von Granaten etc.), indirekt häufiger bei Verletzungen (Kontusionen) der Schädelknochen (besonders des Schläfenbeins, der Ohrgegend, doch auch entfernterer Partien des Schädels). Sie setzen Rupturen des Trommelfells, Blutungen in das Labyrinth und in die Nervenscheiden des Acusticus, Frakturen des Hammergriffs, kleine Fissuren am knöchernen Durchtritt des Acusticus, Zerreißungen dieses Nerven und führen meist zur Steigbügelsynostose und Taubheit (zuweilen ohne nachweisbare anatomische Veränderungen). Auch Frakturen der Schädelbasis erstrecken sich zuweilen bis in den äußeren Gehörgang.

Man vermeidet alle Einspritzungen und Spülungen, selbst wenn Blutungen bestehen, und beschränkt sich auf eine aseptische Tamponade des Gehörgangs.

§ 110. 3. Isolierte Schußverletzungen des äußeren Gehörganges sind im Felde ein sehr seltenes Ereignis.

Projektile, Teile derselben oder indirekte Geschosse können in ihm stecken bleiben. Lähmungen des Facialis, Trigeminus, Abducens und Glossopharyngeus, Zerreißungen des Trommelfells, zerebrale Symptome sind dabei beobachtet. Durch Stenosenbildung geht das Gehör verloren. Knocheneiterungen, zuweilen nach Jahren eintretend, bedrohen das Gehirn.

Man verfährt wie oben. Starke Blutungen machen die Ligatur der Carotis communis nötig. Stenosenbildungen verhindert man durch Einlegen von aseptischem Quellmateriale. Sind sie vorhanden, so muß man den Gehörgang wieder mit dem Meißel eröffnen. Fremdkörper sind bald vorsichtig zu extrahieren. Man schneidet dabei hinter der Ohrmuschel ein.

§ 111. 4. Verletzungen des inneren Ohres begleiten Streifschüsse durch den Proc. pyram., seltener dringt die Kugel durch den Meatus acusticus externus, oder von den Schädelknochen oder von der Tuba aus in das Mittelohr: Beträchtliche, meist schnell tödliche Blutungen (aus der Carotis interna, Meningea media, Sinus transversus, Vena jugularis interna). Taubheit, Lähmung des Facialis, Kaubeschwerden, eitriger Ausfluß sind die Folgen. Bekommt man den Patienten lebend in die Hände, so müßte man die oben genannten Gefäße unterbinden, resp. tamponieren oder umstechen. Im übrigen behandelt man zuwartend bei aseptischer Tamponade, doch bleiben die Patienten taub.

Bei der traumatischen Mittelohreiterung eröffnet man den Processus mastoideus: Hautschnitt 1 cm hinter und parallel dem Ansatze der Ohrmuschel, nun hebelt man das Periost ab, meißelt die vordere Wand der Warzenfortsatzhöhle auf mit einem kleinen Hohlmeißel schräg von hinten oben nach vorn unten geführt, schont dabei den Sinus transversus nach hinten, die Dura mater nach innen, bis man auf die Eiterhöhle trifft, die ausgeräumt wird, dann entfernt man auch noch die hintere Wand des knöchernen Gehörgangs mit Meißel oder Knochenschere und legt Jodoformgazetampons ein (siehe S. 61).

§ 112. 5. Die Schußverletzungen des inneren Ohres (Gleichgewichtsstörungen, Schwindel, Facialislähmung, Taubheit) sind meist durch Blutungen und schwere Gehirnläsionen tötlich. In die Behandlung kommen diese Verletzten selten. Sie würde wie oben einzuleiten sein.

§ 113. 6. Taubheit nach Kopfschußwunden ist ein häufiges Ereignis (Fissuren an der Basis des Schädels, Bluterguß in das innere Ohr, Zerreißung des häutigen Labyrinths, Quetschung und Zerreißung des Nervenstammes, Verletzung der akustischen Gehirnzentren). Zuweilen tritt Blindheit zu gleicher Zeit ein. Bei der Prognose und Behandlung steht die Schädelverletzung in erster Linie.

3. Behandlung der Schußverletzungen des Auges im Feldlazarett.

§ 114. Was auf den Verbandplätzen versäumt ist an Wunden und Zerreißungen der Lider holt man bald durch Nähte, Implantationen und Plastiken nach. Ebenso schließt man kleine Wunden der Hornhaut und Sklera durch Nähte. Bei größeren Wunden reponiert man Iris- oder Glaskörpervorfall mit Staarlöffel, träufelt Eserin ein, wenn die Wunde am Limbus, Atropin, wenn sie in der Mitte der Hornhaut sitzt. Zieht sich der Vorfall dabei nicht zurück, so trägt man ihn ab. Ist bei Verwundung das Corpus ciliare und die Linse zerrissen, so ist die Enucleatio bulbi angezeigt, ebenso wenn der Verlust der Funktion und der Form des Augapfels als eine vollendete oder mit Notwendigkeit eintretende Tatsache zu betrachten ist (Kern), damit man sympathische Erkrankungen des nicht verletzten Auges abwendet.

Intraorbitale und intraokulare Blutungen, Netzhautablösungen erfordern Druckverband bei Ruhe und Rückenlage des Patienten.

Die Anwesenheit größerer Fremdkörper im Auge ist eine Indikation für die Enucleatio bulbi. Alle in der Hornhaut, der Iris, der Linse, den Kammern sitzenden kleineren Fremdkörper sind frühzeitig zu extrahieren. An der Hornhaut verwendet man dazu die Staarnadel, aus der vorderen

Kammer extrahiert man sie nach Eröffnung derselben mit der Pinzette oder dem Davielschen Löffel, aus der Iris durch Iridektomie, aus der Linse (nach Reifung des Staares) durch Staaroperation, bei Metallkörpern im Glaskörper kann man die Magnetextraktion versuchen. Tritt aber eitrige Iridochoroiditis danach auf, so ist die Enucleatio bulbi bald zu verrichten.

Alle Entzündungen, die auf das Trauma eintreten, bekämpft man mit strikter Asepsis und Atropineinträufelungen. Die Anwendung der Eisblase kann nichts nützen. Tritt Hypopyon ein, so spaltet man die Hornhaut am unteren Rande und entleert den Eiter. Panophthalmitis suppurativa gefährdet das gesunde Auge und drängt daher zur schleunigen Vornahme der Enukleation, ebenso die traumatische Cyclitis und Iridochorioiditis mit heftigen und andauernden entzündlichen Erscheinungen (Kern). Als eine Indikation für die Enukleation eines gesunden Auges hat Berlin Brüche der oberen Augenhöhlenwand ohne Beteiligung des Augenhöhlenrandes aufgestellt, damit Gehirn- und Hirnhautentzündung vermieden werden. Sollte man bei solchen Verletzungen nicht besser den Orbitalrand weit abmeißeln, um sich einen freien Abfluß der Wundsekrete zu sichern und den Bulbus zu erhalten?

§ 115. Nach Kontusionen der Stirn durch grobes Geschoss hat man Katarakt auf einem Auge eintreten sehen. Die Extraktion des gereiften Staares hatte guten Erfolg

§ 116. Die Enucleatio bulbi ist nur dann möglich, wenn noch der größere Theil des Augapfels vorhanden, besonders wenn nur der vordere Teil desselben von der Verletzung betroffen ist. Wenn sie nicht mehr angeht, so soll man Bindehaut, Tenonsche Kapsel, die Augenmuskeln doch zu erhalten suchen. Ist der Bulbus schon ganz ausgerissen, so glättet man den Stumpf durch Abtragen aller zerfetzten Gewebsteile, wobei man auch den Sehnerven so kürzt, daß er nicht aus dem Stumpfe herausragt und durch die Narbe gereizt wird.

§ 117. Die Enucleatio bulbi: Konjunktiva 3 mm vom Kornealrande mit einer gebogenen Schere eingeschnitten und nach dem Aequator hin abgelöst, die Muskelansätze rund herum nach Fassung mit dem Schielhaken abgetrennt von der Sklera, nun der Bulbus hervorgezogen, um seine Axe gerollt und der Sehnerv mit der Cooperschen Schere längs der Sklera durchschnitten, dann werden die Obliqui abgelöst und der Augapfel entfernt. Blutung steht durch Tamponade. Die Konjunktivawunde wird durch Nähte vereinigt.

§ 118. Exenteratio bulbi: Limbus corneae mit spitzem Messer bis in den Suprachoroidalraum durchstochen, von hier aus mit Cooperscher Schere Hornhautansatz kreisförmig abgetragen, mit scharfem Löffel Bulbus entleert, Wunde der Sklera wagerecht vernäht. Der Stumpf trägt gut ein künstliches Auge.

§ 119. Bei den Sehstörungen durch intrakranielle Läsionen in der Gegend des Chiasma nervi optici und der Rindenblindheit durch Verletzungen des Hinterhauptlappens (hemianopische Gesichtsfeldsbeschränkungen) versagt jede Therapie, ebenso bei den durch Läsionen des Trigeminus bedingten trophischen Zerstörungen der Augen. Durch Transversalschuß beider Orbitae wird oft völlige Blindheit plötzlich hervorgerufen.

4. Behandlung der Gesichtswunden im Feldlazarett.

§ 120. Die Kontusionen der Weichteile führen zu beträchtlichen Blutsenkungen, Oedemen, seltener zu spontanem, meist durch Eröffnung von luftführenden Höhlen bedingtem, zirkumskriptem Emphysem. Eine sachkundige Massage beseitigt diese Zustände.

§ 121. Zur Stillung parenchymatöser Blutungen genügt aseptische Tamponade mit Druckverband. Spritzende Gefäße sind meist leicht zu fassen und zu unterbinden.

Schwierigkeiten bereiten nur Blutungen in der Fossa pterygopalatina (Carotis interna und Maxillaris interna). Man versucht erst die Ligatur der Carotis externa, wenn man mit der Unterbindung in loco nicht fertig wird, dann die der Carotis communis. Die Arteria maxillaris externa findet man am vorderen Rande des Masseter über dem Unterkieferrande durch einen dem Ansatze dieses Muskels parallel verlaufenden Schnitt.

Spätblutungen kommen oft nach Schußverletzungen im Gesichte vor, selten aber Aneurysmen (Art. temporalis, maxillaris externa).

Behandlung der Weichteilwunden im Gesichte.

§ 122. Sie zeigen eine gute Heiltendenz, — daher schließt man sie, je nach dem Grade der Asepsis, mit engen oder weiten Nähten, welche eventuell an den Rändern der Lippen, der Nasenlöcher, Augenlider beginnen, um die Wundränder besser zu koaptieren. Auch ganz zerrissene Teile vereinigt

Behandlung der Gesichtsverletzungen.

man mit wenigen Nähten, oder nähert ihre Ränder mit solchen. Die Schleimhautwunden werden zuerst geschlossen, die Weichteile mit besonderen Nähten darüber. Die Stümpfe des Ductus Stenonianus und größerer Facialisäste fügt man sorgfältig an einander. Tiefe Wunden schließt man mit Etagen- oder so tief gefaßten Nähten, daß kein Hohlraum überbleibt; durchtrennte Knorpel näht man besonders. Auch ganz abgetrennte Teile befestigt man wieder. Sie werden in warmer Kochsalzlösung so lange aufbewahrt, bis man sie anheften kann. Kleinere Wunden bestreut man mit Jodoform und behandelt sie offen; größere werden aseptisch okkludiert (an die Atrien legt. man ein Borsalbenläppchen). Stich- und Schußwunden aber näht man nicht. Große Zerstörungen des Gesichtes durch Granaten können tödlich werden durch Verblutung und Aspirationspneumonien, auch durch aspiriertes Blut Erstickungsgefahr herbeiführen (Tracheotomie).

§ 123. Diese Gefahren bestehen auch bei Zungenwunden. Sie erfordern daher eine sehr sorgfältige Blutstillung in loco, die auch meist keine Schwierigkeiten darbietet. Nur in Notfällen ist die Ligatur der Art. lingualis am Orte der Wahl erlaubt:

Ligatur der Art. lingualis. Kopf nach hinten und der gesunden Seite gerichtet, 4 cm langer Hautschnitt am oberen Rande des Zungenbeins parallel dem Unterkiefer, Spaltung des Platysma, Vena facialis anter. nach außen gezogen, nun geht man mit Schonung des Nerv. hypoglossus und des Ansatzes des Biventer am Zungenbeine an den äußeren Bauch des M. digastricus, Glandula submaxillaris nach Eröffnung der Kapsel nach oben geschoben, nun liegt die Art. unterhalb des Nervus hypoglossus hinter dem vom Biventer bedeckten Musc. hyoglossus (letzterer ist durch aufwärts steigende Faserung charakterisiert), welcher zwischen 2 Pinzetten (zwischen Nerv. hypoglossus und Cornu maj. des Zungenbeins) gespalten wird. Bei schweren Nachblutungen hat man die Carotis externa unterbunden, meist vergeblich. Die Nähte werden an der weit hervorgezogenen Zunge mit krummen Nadeln gemacht. Ist auch die Wange getrennt, so wird die Mundhöhle gut abgeschlossen durch Nähte, zuerst der Wangenschleimhaut, dann der Weichteile. Die vom Kiefer abgelöste Zunge wird, um Erstickung zu verhüten, fixiert: langer Faden durch die Zungenspitze gezogen, zwischen den Vorderzähnen herausgeführt, an der Wange mit Gummiheftpflaster befestigt. Zur Asepsis der Mundhöhle und Rachenhöhle, die während des ganzen Wundverlaufes unterhalten wird, macht man Spülungen mit schwachen antiseptischen Wässern, dann reinigt

Behandlung der Gesichtsverletzungen.

man mit einem aseptisch umhüllten Finger oder einer solchen Pinzette die Zähne, ihre Zwischenspalten, den weichen und harten Gaumen trocken, spült die Mundhöhle mit verdünntem Alkohol, auch Salizylwasser aus, und wischt noch einmal alles trocken ab.

Die Patienten bekommen nur flüssige Diät (Milch), dürfen nicht sprechen, rauchen etc.

Bei den Schußverletzungen der Rachenhöhle verfährt man ebenso. Die Wunden bestreut man mit Jodoform.

Die Blutungen aus der Art. pharyngea ascendens stillt man mit der Ligatur oder mit Umstechung, wenn Kompression und Torsion versagen.

§ 124. Bei Speichelfisteln versucht man erst Aetzungen (bei Sistierung der Kaubewegungen); versagen diese, so Ablösung der Fistel, Durchstoßung der Wangenschleimhaut und Einpflanzung des Ductus in die Mundschleimhaut.

§ 125. Bei starkem traumatischen Nasenbluten macht man die Tamponade der Nase mit Adrenalingaze, auch Eisenchloridwatte in Jodoformgazebeuteln. Hilft das nicht, so greift man zur Nasenhöhlentamponade durch Einführung des Bellocqschen Röhrchens (im Notfalle eines elastischen Katheters): Feder zurückgezogen, nun Vorstoßen derselben bis in den Nasenrachenraum, so daß sie mit der Kornzange durch die Mundhöhle herausgezogen werden kann, Befestigung eines walnußgroßen Tampons in dem Loche des Knopfes mit einem Seidenfaden, Zurückziehen der Feder, bis der Tampon im Nasenrachenraume, wo er mit dem eingeführten Finger festgedrückt wird, fixiert ist. Nun kann man noch von vorn die Nasenhöhle mit Tampons füllen und um diese den Faden schließen. —

§ 126. Den Ersatz verloren gegangener Teile des Gesichtes verrichtet man so bald, wie möglich, um das Zurückziehen und Verschrumpfen der Lappen zu verhüten. Wir müssen uns beschränken auf kurze Skizzierung der wesentlichsten und einfachsten Methoden, weil sie allein im Feldlazarett geübt werden können:

1. Heranziehung der beweglich gemachten Defektränder durch Unterminierung mit oder ohne entspannende Einschnitte (bogenförmige, geradlinige) in einiger Entfernung vom Defekte einseitig oder doppelseitig und so tief angelegt, daß die Haut leicht verschieblich ist (Methode nach Celsus).

2. Durch Bildung gestielter Lappen aus der Nachbarschaft (indische Methode).

a) Blepharoplastik (Ersatz eines Augenlides). α) kleiner dreieckiger Defekt: V-förmiger Schnitt mit der Spitze nach unten am unteren Augenlide, dreieckiger Lappen abgelöst von der Spitze nach oben, Wunde Y-förmig vernäht (Dieffenbach). β) Verlust des ganzen unteren Augenlides: Wangen- oder Schläfenlappen mit breiter Basis am äußeren Augenwinkel, der eine Rand konkav, der andere konvex, nach Form und Größe des Defektes, Spitze nach unten zugeschnitten, ausgelöst, und so in den Defekt eingenäht, daß (Fig. 19) c an c^1, b an b^1 kommt. Oder man führt vom äußeren Augenwinkel horizontal nach außen einen Schnitt, länger als die Basis des Defektes, vom äußersten Rand desselben einen zweiten parallel mit dem äußeren Defekt-

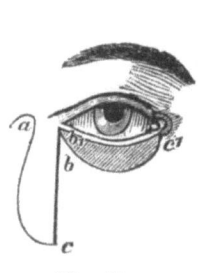 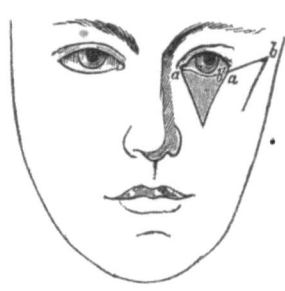

Fig. 19.   Fig. 20.

rande nach abwärts verlaufenden, löst den so gebildeten rhombischen Lappen und lagert ihn auf den Defekt (Fig. 20) a auf a^1, b an b^1.
γ) Beim Defekt des oberen Augenlides nimmt man solchen Lappen aus der Stirnschläfengegend oder aus der Glabella; die Spitze wird in den inneren Augenwinkel eingenäht.

b) **Meloplastik.** Bei 3eckigem Hautdefekt der Wange bildet man einen 4eckigen Lappen aus dieser, Basis nach unten neben dem Defekte wie bei Fig. 20 und verfährt mit ihm ebenso; bei totalen Defekten nimmt man gestielte, harlose Hautlappen von jeder Form und Größe aus der benachbarten Wange, der Halsgegend etc. und pflanzt sie — mit der äußeren Haut nach der Mundhöhle zu gelagert — in den Defekt ein. Nach der Einheilung durchschneidet man die Brücke und implantirt die Haut des so gewonnenen Stiels auf die Wundfläche des Lappens. Reicht der Defekt bis in die Lippe, so löst man Lippenrot ab und umsäumt damit den Lappen (siehe Cheiloplastik).

c) **Cheiloplastik:** Von beiden Mundwinkeln aus wagerechte Schnitte durch die Dicke der Wange, von ihren Enden aus schräge Schnitte parallel dem Defektrande nach unten (wie in Fig. 20), Ablösung beider Lappen, Vereinigung in der Mitte, Umsäumung mit gesparter Schleimhaut (Dieffenbach); oder länglicher, abgerundeter Lappen aus der Haut der Kinn- und Unterkiefergegend (Fig. 21 aefg), dessen breite Basis nach oben und außen neben dem Defekt (acd) liegt; an der unteren Partie des Defektrandes bleibt ein spitzwinkliger Hautlappen (Sporn bce Fig. 21) zwischen dem Defektrande und dem oberen Begrenzungsschnitte des Lappens übrig, auf den der neue Lappen gelagert und in den Defekt eingenäht wird; Umsäumung mit dem bis zum Filter abgetrennten Schleimhautsaume der Oberlippe (Langenbeck).

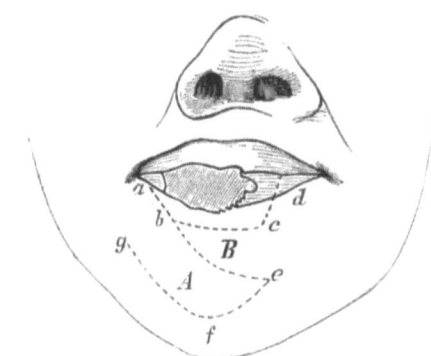

Fig. 21.

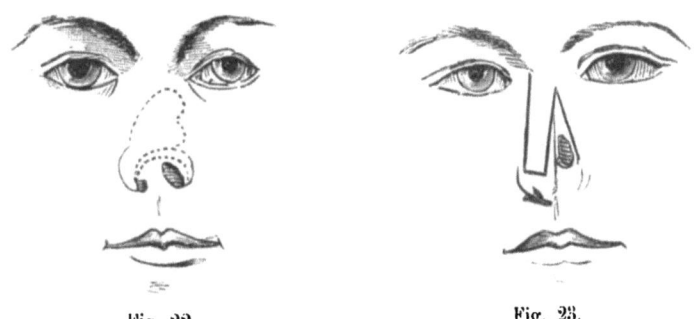

Fig. 22. Fig. 23.

d) Zur Rhinoplastik verwendet man einen mit einer dünnen Knochenlamelle versehenen hinreichend großen 3eckigen Stirnlappen (Spitze [nach unten gerichtet] 2—3 cm, Basis [nach oben gerichtet] 7—9 cm breit) an der Haargrenze, den man mit Jodoformgaze umhüllt liegen läßt, bis er sich mit Granulationen bedeckt hat, dann spaltet man die im Lappen befindliche Knochenlamelle der Länge nach in der

Mitte und befestigt ihn auf dem wundgemachten Nasendefekt, wie einen Dachfirst mit der Haut nach innen, kratzt die Granulationen ab und deckt die Wundfläche mit Thierschschen Implantationen. Der Defekt an der Stirn wird sofort geschlossen (Müller-König-Schimmelbusch).

Der Ersatz der Nasenspitze kann geschehen durch Injektion erwärmten (auf 150°, dann auf 70° abgekühlten) Paraffins (Schmelzpunkt 35—40°) resp. Vaselins (2—3 ccm in einer Sitzung) unter Lokalanästhesie (Gersuny), oder durch Lappenbildungen, die aus den Zeichnungen 22 und 23 leicht zu verstehen sind.

e) Zur Uranoplastik: Der Gaumendefekt wird wund gemacht, dann 2 seitliche, 4—6 cm breite, gardinenartige Schleimhautperiostlappen am harten Gaumen, welche die wundgemachten Ränder des Gaumendefektes enthalten, umschnitten und mit dem Elevatorium abgelöst, so daß sie nur an dünnen Stielen vorn und hinten gehalten, sonst frei herabhängen. Nun werden die freien Ränder mit der Langenbeck-Lutterschen oder einer sehr krummen Nadel und Silberdraht vereinigt, die seitlichen Defekte am Gaumen mit Jodoformgaze ausgestopft. (J. Wolff operiert in zwei Zeiten.) Drei Tage Nahrungsenthaltung, auch nicht sprechen, dann Milchdiät, sorgfältige Asepsis der Mundhöhle. Nach 4—6 Tagen Entfernung der Nähte.

3. Durch Bildung gestielter Lappen aus entfernten Körperstellen (besonders Ober-, Vorderarm-, Hand-Wanderlappen, italienische Methode), welche man durch zweckmäßige Lagerung des Gliedes dem Defekte nahe bringt. Sie werden passend herausgeschnitten, bleiben mit der Basis noch hängen, während das freie Ende auf dem Defekt im Gesichte befestigt wird. Nach 10 Tagen trennt man sie ganz ab und implantiert sie auf den Defekt.

4. Durch größere ungestielte Lappen, aus der Haut des Oberarms, des Unterschenkels und Oberschenkels so gelöst, daß kein Fett mehr daran ist, und auf die trockne (Blutung gut gestillt) Wundfläche frisch implantiert oder durch Nähte befestigt, während die Wunde an der Entnahmestelle durch solche zusammengezogen wird.

Behandlung der Schußfrakturen der Gesichtsknochen.

§ 127. Bei den Schußfrakturen der Jochbeine (gefährlich durch begleitende Fissuren der Basis cranii) sucht man die Dislokation von der Wunde aus zu heben und durch Knochennähte die Splitter zu fixieren. Das untere Dach der Augenhöhle ist möglichst zu schonen. Ebenso verfährt man

Behandlung der Gesichtsverletzungen. 83

an den Nasenbeinen. Paraffininjektionen beseitigen sehr gut die Entstellungen (siehe S. 82).

Zur Beseitigung der Gefahr der Schädelhöhleninfektion erweitert v. Bergmann die Wunde, räumt alle Splitter aus und tamponiert mit Jodoformgaze. Bei Phlegmonen in der Orbita inzidiert man frühzeitig am oberen oder unteren Lid und legt Drains ein. Um Fremdkörper zu entfernen, nimmt man auch Resektionen (event. osteoplastisch, Kroenlein) des Orbitalrandes vor.

§ 128. Bei den Schußfrakturen der Oberkiefer, meist mit furchtbaren Weichteilzerstörungen verbunden, sind primäre Eingriffe sehr einzuschränken, Splitter, besonders vom Processus alveolaris und vom unteren Dach der Augenhöhle, schonend zu reponieren (durch Fingerdruck und Naht), und durch Vermeidung von Kaubewegungen oder den Hammond-Sauerschen Notverband (siehe unten) zu fixieren. Bei geringer Splitterung fixiert man den Unterkiefer wie eine Schiene gegen den Oberkiefer.

Die Fixation der Fragmente am Unterkiefer ist noch schwerer. Am meisten empfiehlt sich noch die Knochennaht:

Bohrlöcher am Kiefer unterhalb der Zähne vom Zahnfleisch und, wenn nötig, auch vom unteren Rand des Kiefers aus durch eine Inzision. Seidenfäden halten schlechter, werden aber besser vertragen als Silberdraht. Auch das Anlegen von Silberdrähten in Schleifenform um die Zähne ist zu versuchen. Hammond-Sauer nehmen 2 mm dicke Alu-

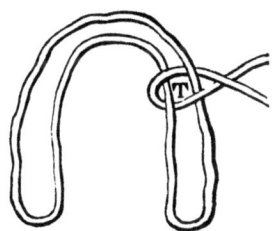

Fig. 24. Sauersche Fixation der Kieferfragmente.

miniumbronze- auch verzinnten Eisendraht, geben ihm die Form des Unterkiefers, hängen ihn auf der Gesichtsseite des Kiefers den Zahnhälsen um (doch nur bis zur Mitte des 2. Mahlzahnes [zur Vermeidung von Druckbrand!]) und befestigen die Längsschleifen durch feinste quere Bindedrahtschlingen (Fig. 24). Martin nimmt 3 durch Querdrähte unter sich verbundene Silberdrähte, welche so auf die reponierte

Zahnreihe kommen, daß ein Draht hinter, der zweite vor, der dritte auf den Zähnen liegt, und befestigt sie so an den Zähnen mit Seidenfäden.

Auch am Unterkiefer sind Splitter sehr zu schonen, besonders am Processus alveolaris.

Die Ernährung geschieht durch flüssige Kost mit der Schlundsonde, später vorsichtig durch Glas- oder Gummiröhre eingezogen. Verschlucken ist zu verhüten, dann ist es besser, bei der Schlundsonde zu bleiben. Difformitäten lassen sich meist später noch ausgleichen. Bei Frakturen des Mittelstücks ist die Zunge zu befestigen (§ 123).

§ 129. Bei Nekrosen kommt man meist mit partiellen Resektionen vom Munde her aus, besonders am Unterkiefer.

Halbsitzende Lage in einer halben Morphiumchloroformnarkose ist der Operation am herabhängenden Kopfe vorzuziehen (starke Blutung). Läsionen des Facialis sind zu vermeiden. Immer muß für guten Abschluß der Mundhöhle durch Vernähen der Wangenschleimhaut mit der des Mundbodens gesorgt werden.

§ 130. Da der Oberkiefer öfter in toto abstirbt, so kann die Resectio maxillae superioris nötig werden:

(Fig. 25): Narkose und Lage wie oben. Medianschnitt neben dem Filter durch die Lippe bis ins Nasenloch, um den Nasenflügel herum, entlang dem Proc. pyriformis schräg auf- und medianwärts bis zur Höhe des inneren Augenwinkels; querer Schnitt im Verlaufe des unteren Augenhöhlenrandes; Abhebeln der Weichtheile, bis der Oberkiefer mit seinen Fortsätzen frei liegt, jetzt Durchsägung des Jochbeins (von der Orbita her durch die Fissura orbitalis infer. durch eine mit der Deschampsschen Nadel eingeführte Drahtsäge [Fig. 25, 1]), des Processus nasalis und orbitalis des Oberkiefers (von der Incisura pyriformis aus bis in die Fissura orbit. infer. [Fig. 25, 2]); nun von der Fissura pyriformis aus Durchschlagen des Processus alveolaris in der Mittellinie mit dem Meissel nach Extraktion von Vorderzähnen (Fig. 25, 3); Ablösung des Periostes vom harten Gaumen durch einen halbkreisförmigen Schnitt um den Processus alveolaris nach der gesunden Hälfte hin, Durchsägen des harten Gaumens vom Nasenloche aus mit der Stichsäge oder einer mittelst der Bellocqschen Röhre eingeführten Drahtsäge, nun Elevatoren in die Sägefurche am Jochbein, Ergreifen des Kiefers mit einer Zange, Zug und Druck nach unten hin bis zur Luxation und durch Rotation des Kiefers völlige Lösung von den Weichtheilen; Tamponade der Höhle mit Jodoformgaze, Wiedervereinigung des harten Gaumens mit dem Zahnfleische. Bei vorsichtigem Operieren ist die Tracheotomie mit Tamponade der Trachea überflüssig. Die beträchtliche Blutung steht meist auf Tamponade, stark spritzende Gefäße aber unterbindet man. Für Kieferverluste hat man heute kosmetisch und funktionell sehr wirksame Prothesen. Sie müssen aber frühzeitig angelegt werden, ehe narbige Verschrumpfungen eintreten.

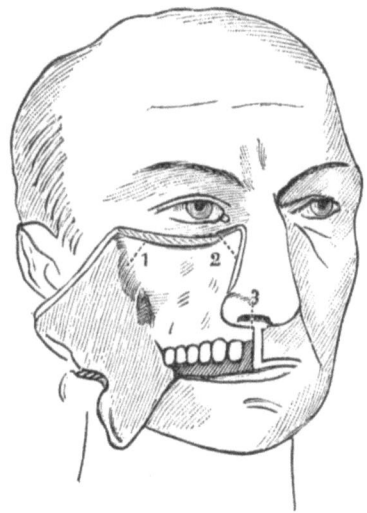

Fig. 25. Bloßlegung des Oberkiefers.
Die punktierten Linien sind die Sägeflächen 1, 2, 3.

§ 131. Zur Beseitigung der Kieferklemme nach Schußfrakturen exstirpiert man äußere Narben mit plastischem Ersatze, legt fortschreitend dickere Keile zwischen die Kiefer oder reseziert das Köpfchen des Unterkiefers oder das Kiefergelenk (Längsschnitt vom Ohre abwärts, Kieferhals freigelegt, durchmeißelt, Gelenkkopf mit der Kornzange extrahiert), oder man legt vor der narbigen Stelle den Kiefer frei, um ein 2—3 cm langes Stück aus seiner ganzen Dicke herauszusägen, damit sich ein falsches Gelenk bildet (Esmarch).

5. Behandlung der Wunden des Halses im Felde.

§ 132. Blutstillung. Die parenchymatösen Blutungen stehen auf komprimierende Tamponade. Spritzende Gefäße erfordern die Unterbindung in loco. Umstechungen müssen am Halse vermieden werden. Torsionen größerer Gefäße gewähren wenig Sicherheit. Gelingt die Unterbindung in der Wunde nicht, so macht man die Ligatur des Hauptstammes am Orte der Wahl. Hat sich schon ein traumatisches Aneurysma gebildet, so verfährt man am sichersten, doch auch am eingreifendsten nach Antyllus oder, wenn man zentral nicht zukommen kann, viel weniger erfolgreich nach Brasdor (Ligatur nur am peripheren Ende). (Siehe § 68.)

§ 133. Die klassischen Ligaturstellen der Halsgefäße:

Der Subclavia (Fig. 26, ad 1) oberhalb des Schlüsselbeines: Kopf nach der entgegengesetzten Seite, Arm am Thorax, Schulter gesenkt, unter den Schultern ein Rollkissen, Schnitt am late-

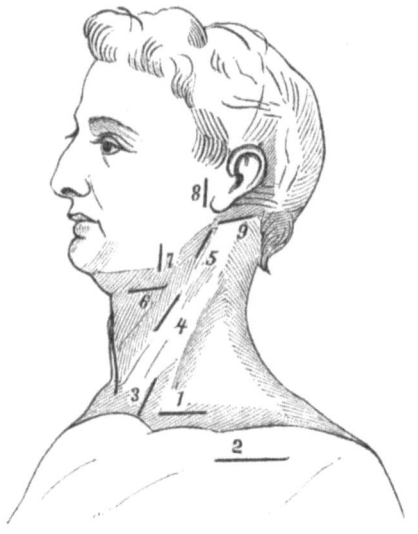

Fig. 26.

1, 2 Subclavia. 3, 4 Carotis communis. 5 Carotis externa. 6 Art. lingualis. 7 Art. maxill. ext. 8 Art. tempor. 9 Art. occipitalis.

ralen Rande des Kopfnickers, 9—10 cm lang, parallel der Clavicula und einen Finger breit über derselben bis zum vorderen Cucullarisrande; Vena jugularis externa und Musculus omohyoideus nach außen, Kopfnicker nach innen gezogen, Spaltung des oberflächlichen Blattes der Fascia colli, nun stumpf in die Tiefe, Plexus brachialis am inneren Rande gefaßt und nach außen gezogen, dann zwischen ihm und dem

Scalenus anticus (am Sehnenspiegel zu erkennen) in die Tiefe; nach hinten und außen vom Tuberculum Lisfrancii liegt die Arterie auf der ersten Rippe, welche nach Spaltung des tiefen Blattes der Fascia colli sichtbar wird. Der Arterienhaken wird von außen nach innen eingeführt. Geschont werden Vena jugularis externa (am äußeren Rande des Kopfnickers), Arteria transversa scapulae (nahe der Clavicula), transversa colli (auf dem Plexus brachialis) und der Nervus phrenicus (auf dem Scalenus); die Vena transversa scapulae kann man unterbinden. —

Unterhalb der Clavicula (Fig. 26, ad 2): Schulter erhoben und nach rückwärts gedrängt, der 10 cm lange Hautschnitt parallel der lateralen Hälfte des Schlüsselbeins, etwa einen Finger breit unterhalb desselben bis zum Processus coracoideus, Vena cephalica mit dem Deltoideus nach außen, Pectoralis major (event. am Rande leicht eingeschnitten) nach innen gezogen, Spaltung der Fascia coracobrachialis, Unterbindung der Arteria thorac. longa, stumpfes Vordringen in die Mohrenheimsche Grube zwischen Musculus deltoideus, subclavius und pectoralis major, hier liegt die Arteria subclavia nach innen vom Plexus brachialis, teilweise von der Vena subclavia bedeckt, letztere wird nach innen, erstere nach außen verzogen, Nadel von innen her eingeführt. Aneurysmen der Subclavia nach Schußverletzungen sind selten, noch seltener venös-arterielle. Man kann zur Unterbindung ein Stück Schlüsselbein osteoplastisch resecieren, wenn das Aneurysma in den äußeren beiden Dritteln sitzt.

§ 134. Der Carotis communis und ihrer Aeste. Auf der Höhe des Kehlkopfes nach Cooper (Fig. 26, ad 4): herabhängender, nach der gesunden Seite gezogener Kopf, unter den Schulterblättern eine Rolle, Hautschnitt 6—8cm lang am inneren Rande des Kopfnickers, Vena jugularis externa geschont, Omohyoideus nach unten, Ramus descendens hypoglossi mit dem Kopfnicker nach außen gezogen. An der Kreuzung des ersteren mit dem Kopfnicker über dem Tuberculum caroticum des sechsten Halswirbels wird die gemeinsame Gefäßscheide, auf der der Ram. descend. hypoglossi verläuft, vorsichtig eröffnet, die Nadel dicht um die Arterie von außen eingeführt (Vagus geschont).

Oberhalb des Schlüsselbeines nach Zang (Fig. 26, ad 3) (schwieriger wegen der tiefen Lage, Bedeckung der Arterie durch die Vena und wegen der Nähe des Ductus thoracicus). Hautschnitt 6—8 cm lang in der Höhe des Ringknorpels bis zum Jugulum, stumpfes Vordringen zwischen beiden Köpfen des Kopfnickers bis man den weißen Streifen des lateralen Randes der unteren Zungenbeinmuskeln sieht, nun diese und der Kopfnicker nach innen gezogen. An der Innenseite der Vene liegt der Nervus vagus, nach innen und vorn von ihr die Arterie. Nadel von außen eingeführt.

Der Carotis externa (Fig. 26, ad 5): Hautschnitt vom Kieferwinkel bis zum hinteren Schildknorpelrande, allmähliches und stumpfes Vordringen in die Tiefe mit Schonung der Gland. submaxill.; der im oberen Wundwinkel fühlbare Musculus digastricus (hinterer Bauch) seitwärts gezogen, die Arterie liegt dicht darüber. Man unterbindet sie möglichst nahe dem Abgange aus der Carotis communis zwischen Art. thyreoid. super. und lingualis, auch zwischen dem hinteren Kieferrande und innerem Rande des Kopfnickers (wobei man den Schnitt parallel dem ersteren anlegt).

§ 135. Der Arteria thyreoidea inferior. Man dringt im unteren Halsdreiecke am Innenrande des Kopfnickers ein und dann zwischen Carotis und Trachea in die Tiefe. Die Carotis wird nach außen verzogen, 1—3 cm unterhalb des Tuberc. caroticum, bedeckt vom unteren Halsganglion, das man ablöst, liegt der Bogen der Arterie dicht am medialen Rande des Musculus scalenus anticus (in der Gegend des 5.—7. Halswirbels), zwischen diesem Muskel und dem longus colli, dicht unter der tiefen Halsfascie. Die Arterie verläuft quer über den Oesophagus und wird vom Nervus recurrens gekreuzt, wo sie sich in einen auf- und einen absteigenden Ast teilt. Man muß sie daher zentral von dieser Teilungsstelle unterbinden.

Der Thyr. superior: Schnitt vom Kieferwinkel abwärts am inneren Rande des Kopfnickers, Platysma und Fascia superf. durchtrennt. Die Arterie liegt im oberen Dreieck $1—1^1/_2$ cm oberhalb des Musculus omohyoideus. Die großen Halsgefäße und der Kopfnicker werden nach außen gezogen.

§ 136. Die Behandlung der Halsvenenwunden erfordert die strengste Asepsis. Zur Vermeidung der Aspiration von Luft siehe S. 22. Man unterbindet die Venen, wie die Arterien, doppelt und gut isoliert. Bei kleinen Einrissen könnte die Seitenligatur (man fasst die Venenwände mit einer Schieberpinzette, hebt einen Keil ab und unterbindet denselben mit Catgut), nicht aber die Naht (Einstülpung der Venenwunde, Naht der Vene und darüber der Scheide mit Katgut) versucht werden. Meist genügt aber eine aseptisch angelegte Tamponade zur definitiven Blutstillung.

§ 137. Die Behandlung der Nervenwunden am Halse erstrebt eine Druckentlastung oder Wiedervereinigung der verletzten Nerven. Bei Durchtrennungen derselben versucht man die Nervennaht (Technik siehe § 49), auch in veralteten Fällen. Dringend indiziert ist eine frühzeitige Anwendung des galvanischen und faradischen Stromes.

Behandlung der Halswunden. 89

methodischer Uebungen und der Massage. Auch nach der Nervennaht beginnt man bald damit. Sind die Nerven in Kallusmassen, Narben etc. eingeschlossen, so befreit man sie daraus.

Zur Freilegung des Plexus brachialis am Halse wird die Schulter nach abwärts, der Kopf nach der entgegengesetzten Seite gedrängt: Längsschnitt von 6—8 cm am unteren Ende des vorderen Randes des Musc. cucullaris bis etwa drei Finger breit oberhalb der Clavicula; Durchtrennung des Platysma, der Fascie; Eindringen oberhalb des Musc. omohyoid. und der Art. transv. colli zwischen Kopfnicker und Musc. scal. ant. einerseits und dem Cucullaris andererseits. Spaltung der tiefen Halsfascie, unter der der Plexus liegt.

Den Plexus cervicalis erreicht man durch einen Längsschnitt von 6 cm am hinteren Rande des Kopfnickers, 3 Querfinger breit unterhalb des Proc. mast. beginnend.

§ 138. Der typische aseptische Verband größerer Halswunden im Felde hat die Form der Fig. 27. Die Drains dürfen nicht die Gefäße und Nerven drücken. Sorgfältige Asepsis ist geboten, denn

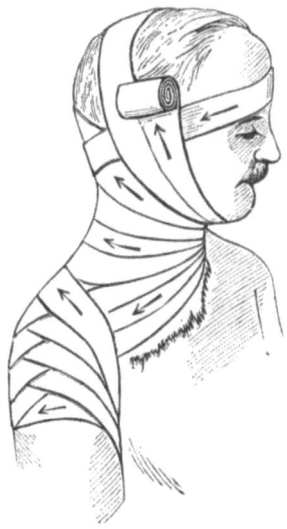

Fig. 27. Muster eines typischen aseptischen Halswundenverbandes.

die tiefen Halsphlegmonen sind sehr gefährlich. Sie bedingen auch Glottisödem und plötzliche Erstickung. Man soll daher immer zur Tracheotomie bereit sein.

§ 139. Die Hieb- und Schnittwunden des Kehlkopfes und der Trachea kann man durch die Naht schließen, nachdem man eine Kanüle eingelegt hat. Ueber der Organnaht vereinigt man dann noch die Muskel- und Hautwunde, doch läßt man für Drainage Raum. Besonders sollte man stets versuchen, eine völlig durchtrennte Trachea wieder durch Nähte zu vereinen.

Man kann dabei die Schleimhaut mit durchstechen und viel Knorpel und Bindegewebe fassen; oder man näht die Schleimhaut zuerst mit Katgut und dann legt man die Knorpelnaht an. Ist die Naht nicht möglich, so nähert man die durchtrennten Teile durch Lagerung des Patienten (Sitzen mit vorgebeugtem Kopfe oder sehr tiefes Liegen des Kopfes), oder zieht sie so weit aneinander, als es geht. Auch den plastischen Ersatz von Kehlkopf- und Tracheadefekten durch gestielte Hautlappen aus der Nachbarschaft sollte man bald versuchen. Bewirkt die abgetrennte Epiglottis durch Verlegen der Luftwege Atemnot, so entfernt man sie ganz.

Die Ernährung geschieht mit flüssiger Kost (Milch) durch die Schlundsonde, doch so, daß nichts in die Lungen aspiriert wird.

§ 140. Ueber die prophylaktische Tracheotomie siehe S. 30. Die Nachbehandlung muß eine sehr peinliche sein. Zwischen Haut und Kanüle legt man trockene Gaze, die mehrmals im Tage gewechselt wird. Die innere Röhre ist sorgfältig rein zu halten (Herausnehmen und Reinigen in Salzwasser). Die Luft im Zimmer wird durch Aufstellen von Wasserbecken feucht gehalten. Ein Hautemphysem am Halse schwindet meist von selbst. Man sorgt dafür, daß die Kanüle nicht herausgedrängt wird. Ist dies doch geschehen, so muß sie gleich reponiert werden. Man verfährt dabei so, daß man die Schnittwunde in der Trachea durch Schielhäkchen weit auseinander halten läßt. Nachblutungen durch Druckusur großer Gefäße sind meist schnell tödlich, aus Venen und Arterien der Wunde leicht durch Unterbindung zu stillen. Stammen sie aus der Luftröhre, so umwickelt man die Kanüle mit Schwämmen nach Hahn, oder legt die Tamponkanüle Trendelenburgs ein. Oft gelingt es auch nach Erweiterung der Wunde die Trachea zu tamponieren. Septische Infektionen können auch Blutungen bedingen. Sie sind sehr perniziös. Die Kanüle wird vorsichtig am 3. Tage gewechselt, dann wieder am 8. Sobald die Atmung frei wird, entfernt man sie. Ihr langes Tragen ist gefährlich, die Patienten gewöhnen sich daran, es entstehen leicht Nekrosen, Granulationsstenosen. Letztere kratzt man aus. Narbenstenosen nach Kehlkopf- und Tracheawunden dilatiert man durch Sonden oder man verrichtet die Tracheo- oder Laryngofissur und spaltet die Narben mit dem Messer, verhindert dann durch Sondierung ihre Wiederbildung.

§ 141. Bei Wunden des Halsteils der Speiseröhre kann Erstickungsgefahr durch Koagula, in die Trachea aspiriert, und daher die Notwendigkeit der Ausführung der Tracheotomie eintreten.

Auch an der Speiseröhre werden bei Schnittwunden, wo es irgend angängig ist, Nähte angelegt, wobei erst die Mukosa, dann die Muskularis vereint wird. Man lockert dabei mit der Schere die zurückgewichenen Enden der Speiseröhre, damit sie dem Zuge besser folgen. Ist zu gleicher Zeit der Kehlkopf verletzt, so müßte man beide Organe nach einander nähen (in die tiefsten Stellen der Wunde legt man Jodoformgaze zur Drainage ein), oder man kann auch in die Trachealwunde eine Kanüle einsetzen, bis die Oesophaguswunde geheilt ist.

In den ersten Tagen Ernährung durch Klysmata, vom 5. Tage ab durch eine weiche Sonde, vom 8. Tage ab flüssige Kost.

Die Schußwunden behandelt man mit Jodoformgazetamponade. Tödliche Nachblutungen aus der Arteria thyreoidea inferior, seltener Carotis, Cervicalis ascendens oder Vena jugularis sind dabei beobachtet. Man komprimiert die Carotis und sucht die Arteria thyreoidea inferior auf (siehe § 135), wenn man in loco nicht schnell genug Hilfe schafft. Stenosenbildungen sind durch Sondierungen zu verhüten.

§ 142. Zur Entfernung in der Speiseröhre festsitzender Projektile müßte man, wenn diese nicht durch Schlundzangen zu fassen oder durch Münzenfänger oder den Collinschen Haken zu fangen sind, die Oesophagotomie an der für das Organ besser zugängigen linken Halsseite bei nach rechts gedrehtem Kopfe vornehmen:

Einlegung einer Schlund- oder Kornzange zur Führung. Hautschnitt 5—7 cm lang an der vorderen Seite des Kopfnickers vom Ringknorpel nach abwärts, langsames Präparieren, wie bei der Carotis-Unterbindung, mit Schonung der Gefäße; Verziehung der Schilddrüse nach der Mitte, der Gefäße nach außen und nach Fixierung der Speiseröhre Inzision des Oesophagus auf der Schlundsonde. Ernährung durch eine in die Nase eingelegte Schlundsonde. Die Oesophaguswunde wird einige Tage tamponiert und bald vernäht, die äußere aseptisch okkludiert.

6. Behandlung der Thorax-, Lungen- und Herzwunden.

a) Lungenwunden.

§ 143. Da die Verletzungen der Lungen durch Hartbleimantelgeschosse symptomlos verlaufen können, so ist es geraten, alle Thoraxschüsse für perforierende zu nehmen, die Patienten geistige und körperliche Ruhe in kühlen, staub- und rauchfreien Zimmern halten und nicht sprechen zu lassen. Sie leben von kalter Milch. Von prophylaktischen und therapeutischen allgemeinen und lokalen Blutentziehungen ist man mit Recht heute ganz zurückgekommen. Alle entzündlichen Prozesse, die sich im Thorax an äußeren Wunden entwickeln, werden in diesen behandelt. Bei starker Atemnot verabfolgt man Opiate. Eisbehandlung ist überflüssig.

§ 144. Die Lungenkommotion behandelt man wie den Shock (§ 19).

§ 145. Bei der Contusio thoracis verfährt man symptomatisch. Ueber die Behandlung des Hämo- und Pneumothorax, die dabei oft entstehen, siehe § 148. Subkutane Rippenbrüche können große Schmerzen bereiten (Ruhe, Opiate, im Notfalle drei 6 cm breite Heftpflasterstreifen so angelegt, daß der eine längs der gebrochenen Rippe, die beiden anderen ihn kreuzend verlaufen).

Bei Sternalbrüchen, die Dyspnoe und Herzkompression verursachen, lagert man die Patienten auf einer Rückenrolle und zieht im Notfalle die Bruchenden nach Bloßlegung derselben hervor.

§ 146. Blutstillung ist bei Thoraxverletzungen nicht schwierig. Die Art. thoracica longa wird selten verletzt und ist leicht in loco zu unterbinden. Kann man die Art. intercostalis in der Wunde nicht fassen, so dilatiert man diese und reseziert ein Stück des unteren Rippenrandes mit der Lüerschen Hohlmeißelzange. Ebenso verfährt man bei Blutungen aus der Art. mammaria interna. Zur Ligatur am Orte der Wahl macht man einen 5—7 cm langen Schnitt parallel dem Sternalrande und hart an ihm, durchtrennt den Musc. pectoralis major und intercostalis internus, wo vom 3. Interkostalraume ab nach Resektion der Rippenknorpel die von 2 Venen begleitete Arterie erscheint.

§ 147. Die Nerven des Armes werden häufig bei Thoraxschüssen verletzt (siehe Extremitätenwunden).

§ 148. Was an Wunden (Schuß- und Stichwunden ausgenommen) durch Nähte schließbar ist, soll man so vereinen. In Schußkanäle, die perforieren und größere Ein- und Austrittswunden haben, legt man ein Drain, nachdem man die Umgebung und Wunde ohne Berührung mit den Händen nur mit sterilem Verbandzeuge und Instrumenten gereinigt hat. Eine primäre Erweiterung der Wunden ist nur statthaft, wenn es gilt, leicht faßbare, störend wirkende Fremdkörper und Splitter zu entfernen. Nach tiefer und verborgen sitzenden soll man nicht suchen, bis sie sich melden. Man kann sie ja durch das Röntgenverfahren nachweisen und ihren Sitz bestimmen. Trotzdem ist es ein schwieriger und gefahrvoller Weg, sie aufzusuchen und zu entfernen. Sie werden auch wohl ausgehustet. Eine Einheilung gehört hier nicht zu den Seltenheiten. Wartet man zu lange, so wird man mit den Extraktionsversuchen oft zu spät kommen (siehe S. 51).

Bei allen kleineren Schußwunden beschränkt man sich auf die aseptische Okklusion und läßt sich von primären stürmischen subjektiven Symptomen, die am sichersten mit Opiaten bekämpft werden, nicht zu kühnen Eingriffen verleiten. Beschränkte Eiterungen des Ein- und Ausschusses ändern diese Behandlung nicht. Das Thermometer entscheidet. Große intrathorakale Blutungen (Hämothorax: je näher dem Hilus, desto gefährlicher die Verletzung) führen meist auf dem Schlachtfelde zum Tode; kleinere stehen wohl öfter durch Lungenkollaps. Tritt Dyspnoë durch Kompression der Lungen ein, so gibt man Morphium, appliziert die Eisblase, aspiriert resp. entleert im Notfalle so viel Blut, bis die Atemnot nachläßt (Einstich oder Einschnitt im 5.—6. Interkostalraum in der Linea axillaris bei horizontaler Lage). Diesen Eingriff kann man öfter wiederholen. So lange die Lungenwunde nicht geheilt, die verletzten Gefäße nicht durch einen festen Thrombus verschlossen sind, wird man danach öfter eine Wiederholung der Blutung, als ihre Sistierung eintreten sehen. Auf das Aufsuchen der Quelle der Lungenblutung soll man sich nicht einlassen; nur wenn sie sichtbar ist, erweitert man und umsticht das Gefäß. Bei tiefer liegenden Blutungen kann man die Jodoformgazetamponade der Lungen durch die äußere Wunde versuchen. Mikulicz hat

Rippen reseziert und die Lunge durch Penghawar-Tampons gegen ihre Wurzel komprimiert. Sterile oder aseptisch gemachte unverletzte **Lungenprolapse** reponiert man, sehr unreine und verletzte läßt man aseptisch umhüllt liegen, strangulierte oder gangränöse unterbindet man und trägt sie ab. Gegen **Pneumothorax** schreitet man so lange nicht ein, bis hohe Dyspnoë zur Punktion zwingt. Er kann anfangs sehr bedrohlich auftreten, wenn die Thoraxwunde groß oder beide Lungen verletzt sind. Man versuche gleich einen Verschluß der Wunde durch feste Tamponade, hilft das nicht, zieht man die Lunge hervor und vernäht die Lungenwunde mit der Haut, damit die Luft nach außen strömt. Mangel des Hämo- und Pneumothorax spricht noch nicht gegen eine Verletzung der Lungen. Beim allgemeinen **Hautemphysem** kann man durch multiple kleine Inzisionen Luft schaffen, wenn die Atemnot groß ist. Gegen **Lungenhernien** (Kontusionen) legt man komprimierende Verbände oder solche Apparate an. Die **Hämoptoë** bekämpft man innerlich mit Haemostaticis (Liq. ferri sesquichlor. 3,0, Aq. cinamomi 12,0, 5 bis 10 Tr. 2 stündlich, Plumbum aceticum 0,06 pro dosi mit 0,01 Opium 3 stündlich, Extr. hamamelis virg. fluidi 30 bis 40 Tr. 3 stündlich, Injektionen von Extr. sec. corn. 2,0 ad 8,0 ½ Spritze 3 stündlich) mit Eispillen innerlich, Eisblase äußerlich, bei absoluter Ruhe, kalter flüssiger Kost!

§ 149. **Peripleurale Abszesse** durch Periostitis und Osteomyelitis der Rippen sieht man selten nach Schußwunden. Sie werden inzidiert, ausgeräumt, drainiert, die kranken Rippen aber reseziert.

§ 150. Der **Pleuritis serosa** (durch Probepunktion mit steriler Pravazscher Spritze festgestellt) besonders nach Kommotionen und Kontusionen beobachtet, begegnet man, wenn nicht eine spontane Resorption eintritt,

mit aseptischer Punktion in der Linea axillaris im 6. oder 7. Interkostalraum nach aseptischer Zurichtung der Einstichstellen. Patient liegt dabei. Man benutzt dazu den Apparat von Potain, einen Troikart mit Hahnverschluß oder auch einen gewöhnlichen (an den man einen sterilen Gummischlauch nach dem Einströmen befestigt, der am anderen Ende in ein Gefäß mit aseptischer Flüssigkeit gefüllt, eintaucht). Beim Einstich spannt man den Interkostalraum stark mit den Fingern der linken Hand. Man läßt nur 1500 cm ab, unterbricht beim Eintritt von Ohnmacht und stärkerem Hustenreiz. Verschluß der Wunde mit Gummipflaster.

§ 151. Die Pleuritis purulenta entwickelt sich durch septische Infektion der Pleura. Eine bestehende Wunde wird durch Rippenresektion (6. und 7.) erweitert, Drains eingelegt, um den Abfluß des Eiters zu sichern. Besteht eine Wunde nicht oder liegt sie ungünstig, so sorgt man für Entleerung und guten Abfluß des Eiters durch Thorakotomie mit Resectio costarum: Hautschnitt unter Lokalanästhesie 5—6 cm lang parallel der 6. Rippe auf ihrer größten Wölbung in der Linea axillaris bis durchs Periost, welches man nun mit dem Elevatorium von innen und außen her abhebt, dann sägt (Stich-, Ketten-, Giglis-Säge) oder schneidet man (Rippen-, Knochenschere) ein 5—6 cm langes Rippenstück aus einer, besser gleich aus 2—3 Rippen so aus, daß ein eiförmiger Defekt entsteht, spaltet die Pleura in ⊐ form, entleert den Eiter in der Seitenlage des Patienten mit Umsturz (Kopf tief, Beine hoch), spült die Pleurahöhle einmal gründlich aus (warme Kochsalz-, Alkohol- [1:10], Borsäure [3 %-]Lösung), gießt wieder aus, extrahiert alle losen Splitter und Fremdkörper, stillt die Blutung und legt einen typischen aseptischen Verband an. Pat. liegt auf der Seite. Der Verband wird (Entleerung der Pleurahöhle ohne Spülen nur durch Umsturz des Patienten) erneuert, so oft es nötig erscheint. Patient verläßt bald das Lager. Die Drains entfernt man bei erlöschender Sekretion. Methodische inspiratorische Uebungen (Blasen etc.) befördern die Entwicklung der Lungen. Schrumpft die Lunge und bleibt eine Empyemfistel zurück, so macht man die Thorakoplastik Estlanders: Resektion von großen Stücken (3—12 cm) sehr zahlreicher Rippen (8—9) und der sehr verdickten Pleura.

§ 152. Nach Heilung der Lungenschußwunden bleiben mancherlei Störungen zurück: Asthma, Neigung zu Katarrhen. Ems und Salzbrunn tuen gute Dienste. Klebs hat nachgewiesen, daß sich die Schußkanäle in den Lungen nicht schließen. Das bedingt Disposition zu traumatischen Pneumonien. Um zurückgehaltene Fremdkörper können sich noch spät pneumonische, Eiter- und Brandherde in der Lunge entwickeln. Da die Lungen meist adhärent sind, so kann man unter diesen gefahrvollen Verhältnissen schon nach einer umfangreicheren Rippenresektion eine Entleerung der Brand- und Eiterherde wagen, da man den Fremdkörper dabei mit heraus bekommt. Das ist schon öfter mit Erfolg geschehen. Durch die Schrumpfung des Lungengewebes, pleuritische Adhäsionen entstehen Brochiektasen und Tuberkulosen. Man bekämpft diese Folgezustände, soweit es überhaupt möglich ist, mit den in der inneren Klinik üblichen therapeutischen Methoden. Durch die Abszesse und Brandherde sind öfter noch Fremdkörper ausgestoßen worden.

§ 153. Eiterungen im Mediastinum anticum kommt man

durch Trepanationen am Sternum (schwierig und gefährlich!), im Mediastinum posticum mit einem bogenförmigen Schnitt oberhalb der Clavicula, oder durch Resektion eines oder mehrerer Processus transversi mit den benachbarten Rippenteilen bei (möglichst rechts operieren wegen der Lage der Aorta thoracica!).

§ 154. Wenn bei der traumatischen Interkostalneuralgie Narcotica und Injektion von Osmiumsäure versagen, so sucht man den entsprechenden Nerven am hinteren Ende des unteren Randes der Rippen auf, legt ihn so weit wie möglich nach dem Rückenmarke hin frei und reseziert ihn.

b) Herzbeutel- und Herzwunden

§ 155. sind häufiger als sonst noch zur Behandlung gekommen. Schräg verlaufende Wunden der Spitze und der linken Herzkammer ergeben die beste Prognose. Die Läsionen der Vorkammern sind sofort tödlich. Blinde Schüsse, die den Herzraum eröffnen, sind sehr ungünstig. Man behandelt auch hier zuwartend mit aseptischer Okklusion. Bei Stichwunden aber sollte man doch schon zur Blutstillung die Naht anlegen, so lange es Zeit dazu ist:

Wunde erweitert, oder Rippen reseziert (wo möglich osteoplastisch), Herzbeutel gespalten, Herz hervorgezogen, Katgutnaht. Ist die Pleura nicht oder wenig verletzt, so näht man auch die Herzbeutelwunde, ist dies aber in größerem Umfange geschehen, so tamponiert man besser. Auch die Ligatur der Herzgefäße kann man so verrichten.

Tritt Pericarditis purulenta ein, so eröffnet man den Herzbeutel: Durchtrennung des 3.—5. Rippenknorpels durch einen auf dem Sternum median, auf dem 6. Interkostalraum lateralwärts verlaufenden Schnitt, Resektion eines Stückes der 6. Rippe; Unterbindung der Art. mammaria interna, wenn es nötig ist.

Fremdkörper können auch im Herzen einheilen.

§ 156. Nach der Ausheilung haben solche Patienten meist Herzbeschwerden aller Art. Sie sind zu keiner schweren Arbeit fähig: Herzschwäche und Wassersucht sind die Gefahren.

c) Schußwunden des Zwerchfells.

§ 157. Sie führen meist durch schwere Komplikationen zum Tode, doch sind auch symptomloser Verlauf und bemerkenswerte Spontanheilungen festgestellt. Ein operativer Eingriff ist im Felde ganz ausgeschlossen.

7. Schußverletzungen am Rücken, der Wirbelsäule und des Rückenmarkes.

§ 158. Weichteil- und Knochenschußverletzungen ohne zentrale Druckerscheinungen behandelt man mit der aseptischen Okklusion. Die langen und stark eiternden Schußkanäle spritzte Haga mit 10 % Jodglyzerinlösung aus und verschloß sie dann mit steriler Gaze.

§ 159. Die Contusio und Commotio medullae spinalis ist anfangs schwer zu erkennen. Behandlung wie die gleichen Gehirnverletzungen, dann müssen sich die Symptome des Rückenmarksdrucks bald zurückbilden. Die Lage der gelähmten Kranken erfordert eine besondere Sorgfalt:

Faltenlose Bettücher, weiche Matratzen, bedeckt mit dicken Lagen von Waldwolle, Wasser- und Lochkissen, Rehfellunterlage, Schweben, besonderen Schutz für die aufliegenden Teile (Hacken, Waden, Tubera der Beckenknochen, Os sacrum) durch Wattepolster, häufiges Waschen mit kühlem Wasser, Aufstreichen von Borsalbe etc. Auf die Entleerung der Blase durch reine Katheter ist zu achten. Trotzdem wird man Dekubitus und schwere Blasenleiden kaum vermeiden können.

§ 160. Wenn eine partielle Compressio medullae spinalis durch Splitter, Projektile bei einer Durchleuchtung festgestellt ist, so ist ein operativer Eingriff angezeigt, besonders wenn adhäsive Prozesse zwischen den Rückenmarkshüllen und dislozierten Wirbelteilen die Drucksymptome steigern und Commotio und Contusio medullae spinalis auszuschließen sind: Resektion der Wirbelbögen mit dem Meißel eventuell mit Eröffnung der Dura. Je länger man abwarten kann, desto sicherer wird die Diagnose:

Längsschnitt über die Dornfortsätze, Muskeln und Periost abgelöst und zur Seite verschoben (erst von den Dornfortsätzen, dann von den Bögen), Blutstillung, Abkneifen oder Absägen oder Extraktion aller drückenden Fragmente.

Auch unter so beschränkten Indikationen werden Fernwirkungen auf die weiche Substanz beim Mangel von Zerstörungen am Orte der Verletzung dem Operateur oft genug schwere Enttäuschungen bereiten.

Totalläsionen des Markes aber schließen jeden operativen Eingriff aus. Sie führen durch Dekubitus, jauchige Cystitis schnell zum Tode.

8. Die Schußverletzungen am Bauche.

a) **Verletzungen der Weichteile, Magen und Därme.**

§ 161. Kontusionen der Weichteile können Blutunterlaufungen und Muskelrupturen hervorbringen, gegen die ein abwartendes Verfahren bei ruhiger Lage einzuhalten ist. Die Shockerscheinungen sind dabei meist weit gefahrvoller, als die lokalen Verletzungen (siehe § 19). Intraabdominell aber erzeugen sie Einrisse der Därme und des Magens ohne oder mit Eröffnung des Lumens. Das Gefährlichste dabei sind die intraabdominellen Blutungen. Je beträchtlicher diese, um so hochgradiger die Shockerscheinungen. Kommen solche Patienten vor Ablauf von 7 Stunden in die Behandlung des Feldlazaretts, dauern die intraabdominellen Blutungen noch fort, und ist das Allgemeinbefinden leidlich, so ist die Laparotomie (Einschnitt in der Mittellinie), Aufsuchung und Unterbindung der verletzten Gefäße, Naht am blutenden Netze und an den Magen-, Darm- und Organwunden mit aseptischer Ausräumung der Blutcoagula das allein berechtigte und gebotene Verfahren, wenn die Diagnose nicht zu unsicher (man könnte sie aber durch eine probatorische Laparotomie feststellen), und die strikte Asepsis kurz nach der Etablierung des Feldlazaretts so schwer herzustellen wäre.

Oft reicht schon die Eröffnung der Bauchhöhle aus zur Blutstillung. Tut sie es nicht, so greift man gleich unter das Omentum und komprimiert die Aorta, wirft mit der linken Hand die Därme zur Seite in ein warmes, von einem Assistenten gehaltenes Tuch, fühlt sich dann zum Stamme der Arteria mesenterica hin und legt eine Klammer an sie. Nun sucht man die Därme ab, indem man alle revidierten in warme aseptische Tücher packt, jedes blutende Gefäß aber in loco unterbindet. Man sieht schon wie zeitraubend, schwierig und gefährlich dies Verfahren ist. Ein großer Kollaps des Patienten ist daher eine Kontraindikation für dasselbe.

Die Kriegserfahrung hat aber auch glücklicher Weise gelehrt, daß öfter noch bei zunehmendem intraabdominellen Druck ein Spontanstillstand der Blutung eintrat. Man kann also den operativen Eingriff von der Gunst der Verhältnisse und vom persönlichen Geschick des Operateurs abhängen lassen. Dringender noch ist der Eingriff angezeigt, wenn die Einrisse perforierend sind. Es droht bei gefüllten Därmen die septische Peritonitis durch Kotaustritt. Zu den erwähnten Schwierigkeiten kommt hierbei noch die Auffindung und Versorgung aller Kontusionswunden in der Bauchhöhle. Alle Methoden zur sicheren Diagnose (auch Senns Einströmen und Entzünden von Wasserstoffgas) versagen. Trotzdem soll und kann man die Laparotomie, Darmnaht, Ausräumung der Bauchhöhle wagen, wenn noch Zeit dazu ist (höchstens 8 Stdn. post laesionem) und das Allgemeinbefinden es erlaubt (keine diffuse Peritonitis besteht), eine tadellose Asepsis und ein hervorragend geschickter Operateur vorhanden sind. Ehe man durch einen ungenügenden Eingriff schadet, soll man bedenken, daß auch unter diesen Umständen noch die kriegschirurgische Erfahrung die trostreiche Tatsache festgestellt hat, daß auch ohne einen operativen Eingriff solche Patienten durchkommen können, vielleicht sogar mehr als nach einem solchen (siehe § 46).

§ 162. Bei Weichteilwunden am Abdomen verfährt man nach § 56. Die äußere Blutung ist leicht gestillt, nur die aus der Epigastrica fordert eine Ligatur.

§ 163. Die Prognose der perforierenden Wunden richtet sich nach der Dignität des verletzten Organs, der Zeit, wo und die Art, wie die Hilfe eingreifen kann, besonders aber nach der Füllung der Därme und des Magens im Momente der Verletzung. Blutungen und septische Peritonitis führen meist den Tod auf dem Schlachtfelde herbei. Nicht komplizierte Verletzungen der großen Unterleibsdrüsen geben noch die relativ beste Prognose, am günstigsten sind die Dickdarmschüsse (das Colon transversum ausgenommen), denn es können extraperitoneale Kotabszesse mit Entleerungen ihres Inhalts nach außen oder in den Darm eintreten. Günstig scheinen auch Magenschüsse zu sein. Der Magen ist oft leer, oder er entleert sich durch Erbrechen, der Magensaft scheint antiseptische Eigenschaften zu besitzen, die Wandungen ziehen sich zusammen oder die Schleimhaut fällt vor, besonders bei den Wunden der hinteren Wand. Vielleicht ist auch das Peritoneum oberhalb des Nabels weniger sensibel, wie das unter ihm befindliche. Am ungünstigsten sind die Dünndarm- und intraperitonealen Blasenschüsse.

§ 164. Ist aus einer Bauchwunde unverletzter Darm und Netz vorgefallen, so läßt man sie aseptisch umhüllt draußen liegen, denn sie sind schwer aseptisch zu machen. Liegt nur das Netz vor, so kann man es abbinden. Muß man den Vorfall wegen Inkarzerationserscheinungen reponieren, so ist tadellose Asepsis unerläßlich. Sind die Vor-

fälle verletzt, so fixiert man sie mit einer Naht an den
Bauchdecken, schließt aber den so gebildeten Anus praeternaturalis bald (wegen der Entkräftung der Patienten,
des Intertrigo etc. [siehe § 170]). Kann man aseptische Bedingungen herstellen, so ist es besser, wenn man den Darm
gleich näht, reponiert und in der Bauchhöhle hinter der äußeren
Wunde, die man offen lassen oder schließen kann, fixiert.
Liegt der verletzte Darm sichtbar in der Wunde, so zieht
man ihn (resp. nach Erweiterung der Wunde) hervor, legt
die Naht an und reponiert ihn wieder, doch Alles aseptisch.
Leider weiß man dabei nicht, ob nicht noch mehr Därme
verletzt sind. Es ist daher geratener, den Darm hervorzu-
ziehen und erst einen widernatürlichen After anzulegen. Sind
die Magen- und Darmwunden versteckt, so wäre im Feldlazarett (besonders bei allen Verwundeten durch Artillerie-
geschosse) die Laparotomie, Aufsuchung aller verletzten Darm-
schlingen, Anlegung von Darmnähten nach Anfrischung resp.
Resektionen an den Darmwunden, Ausräumung der Bauchhöhle
das ideale Verfahren, wenn der Allgemeinzustand des Patienten den operativen Eingriff noch erlaubt, keine diffuse
septische Peritonitis besteht, also die Operation vor Ablauf
von 8 Stunden beginnt, kein zu langer und schwerer Transport vorhergegangen, die Därme und der Magen bei der Verletzung leer waren, und der ganze antiseptische Apparat und
ein geübter Operateur zur Stelle ist. Fehlen diese Bedingungen, so soll man die Hände davon lassen, um nicht eine
noch mögliche Spontanheilung zu verhindern. Es ist wohl zu
bedenken, daß die günstigen Verletzungen nur noch ins Feldlazarett kommen, die schweren führen vorher schon zum Tode.
Es heißt daher: nichts verderben durch ein gewagtes operatives Vorgehen! Man beschränkt sich dann darauf, die äußere
Wunde zu dilatieren und einen Jodoformtampon bis auf die
verletzten Därme einzuführen, oder man wartet überhaupt bei
aseptischer Okklusion ab, ob eine Spontanheilung eintritt.

§ 165. Alle Patienten mit perforierenden Bauchwunden
halten absolute körperliche Ruhe, völlige Abstinenz durch
3 Tage ein. Die Verabfolgung von Opium (5 Tropfen Tinct.
thebaic. 2stündlich) ist verlassen, nur bei starken Schmerzen
noch geboten. Zur Hochhaltung der Kräfte geben die Engländer Klysmata mit Schlundsonden 3 Fuß hoch (das Weiße
von 2—3 Eiern, Milch 235 ccm, rohe Stärke 5 g, Salz 2 g.
Portwein oder Branntwein 10 ccm) 3—4 am Tage körperwarm.

250 ccm pro dosi. Zusätze von Opium machen sie haltbarer. Vom 4. Tage ab verabfolgt man flüssige Kost (Milch, Bouillon, Beeftea), in der 2. Woche breiige, in der 3. Woche Fleischkost (siehe auch S. 11).

Alle Operationen in der Bauchhöhle sind bei Shock, Kollaps, Pneumonie, diffuser Peritonitis etc. ausgeschlossen.

§ 166. Die Laparotomie (zu diagnostischen oder therapeutischen Zwecken ausgeführt): warmer Raum, wollene Umhüllung des Patienten, Esmarchsche Umschnürung der unteren Extremitäten, Magen, Därme, Blase entleert, Beckenhochlagerung, schnelles Operieren, am besten unter Lokal-, oder auch kurzer Morphium-Chloroform-Anästhesie, wiederholte Injektionen von Aether oder Kampheröl während der Operation, gut vorbereitetes aseptisches Operationsfeld, bei probatorischer Operation kleiner, bei therapeutischer größerer, bei verunreinigter, eitriger Bauchhöhle sehr großer, den Nabel links umgehender oder exstirpierender Hautschnitt, in den man auch die Wunde nimmt, die quere Durchtrennung der Bauchmuskeln aber möglichst vermeidet, am besten Vordringen in der weißen Linie mit sofortiger Blutstillung, Peritoneum zwischen 2 Pinzetten gespalten und dann zu beiden Seiten mit Klemmen oder Pinzetten an die Bauchwand fixiert; Offenhalten der Wunde mit stumpfen Haken (Doyen), Zurückhalten der Därme in einem sterilen warmen Tuche durch einen Assistenten, nachdem man ihn sorgfältig nach Verletzungen abgesucht hat; extraperitoneale Lagerung der verletzten Magen- oder Darmpartie, während die Bauchhöhle rund herum mit aseptischem Verbandmateriale ausgestopft ist. Nach Vollendung der Operation wird die aseptisch gehaltene Bauchhöhle trocken gereinigt, die mit Kot, Galle, Urin beschmutzte mit warmer steriler Kochsalzlösung gründlich (je nach dem Grade der Verunreinigung mit 20 bis 40 Liter) vom Zwerchfell bis zum Douglasschen Raume durchspült. Hat man so viel Wasser nicht, so wischt man alles mit feuchten sterilen und dann mit trockenen sterilen Tüchern aus. Besteht schon Peritonitis purulenta, so geht man mit Glasdrains hinter und unter alle Organe und Därme, bis die Flüssigkeit rein abläuft, oder man lagert die Därme vor und entfaltet sie unter heißem sterilen Spülen. Die Wunde wird schichtweise geschlossen (fortlaufende Nähte am Peritoneum, der Fascia transversa, den Muskelschichten, Seidennähte durch die Haut mit Verschluß aller Buchten). Leichtes Bestreuen der Naht mit Jodoform, Verband mit Gummipflaster oder mit aseptischer Okklusion. Gegen Erbrechen ruhige horizontale Lage, Eispillen; Opiate gegen den Schmerz; bei Urinverhaltung Anlegung des Katheters; am 3. Tage ein Klysma; bei Flatulenz legt man $1/2$ Stunde hindurch ein Darmrohr ein. Die prinzipielle Opiumbehandlung ist mit Recht verlassen.

Nach 8—9 Tagen Entfernung der Nähte. Die drohenden Gefahren sind in den ersten Tagen der Shock, die eitrige Peritonitis, Magendarmblutung, später Ileus und Pneumonien. Ausgebrochen gehen sie meist ihren verhängnisvollen Gang, doch kann man bei der circumscripten Peritonitis die Nähte wieder lösen, die Bauchhöhle ausräumen. Man hütet sich dabei alle Adhäsionen zu lösen, um Blutungen zu vermeiden, doch sollen auch alle Eiterdepots entleert werden. Auch bei Ileus eröffnet man die Wunde wieder und sucht das Hindernis auf. Ist Darmlähmung die Ursache, so kommt man selten noch zum Ziele. Die geheilten Patienten müssen lange Zeit eine Bauchbinde (Hoffa) tragen.

§ 167. Tamponade der Bauchhöhle (angezeigt bei unsicherer oder mangelhafter Desinfektion der Bauchhöhle, großen Defekten an den Weichteilen, Unsicherheit der intraabdominellen Blutstillung, bei Eiterungen, Durchbrüchen von Kot, Galle, Urin in der Bauchhöhle etc.) Man kann sie längere Zeit anwenden oder nach wenigen Tagen durch die Naht ersetzen:

Es werden die tiefliegenden leeren (toten) Räume mit einem größeren Stück Jodoformgaze in Sackform oder nach Mikulicz mit einem Mulltuch, an dessen Enden ein 25 cm langer Faden mit einer Glasperle sitzt, die extraperitoneal liegen bleibt, ausgestopft, und dieser dann allmählich mit aseptischem Verbandmateriale gefüllt. Darüber kommt ein trockener aseptischer Verband, der anfänglich täglich erneuert wird. Nach 4—6 Tagen zieht man allmählich das Füllmaterial heraus, bis nach 8—10 Tagen der leere Sack entfernt werden kann. Leichte Spülungen mit steriler Salzlösung sind dabei erlaubt. Man kann auch über der Tamponade Nähte so anlegen, daß nur die Enden des Sacks herausragen. Leider bleibt ein Bauchhöhlenbruch danach zurück.

§ 168. Die Darmnaht. Jede entdeckte Darm- oder Magenwunde wird mit einem sterilen Tampon bedeckt. Die Wunde an der hinteren Magenwand ist schwer zu finden.

a) Bei Längswunden. Abklemmen (steril umwickelte Péansche Pinzette, Darmklemmen nach Mikulicz, Doyen etc.), besser Abbinden des möglichst leer gestrichenen, gut sterilisierten Darms (durch kleine quere Mesenterialwunden werden Katgutfäden oder schmale Jodoformgazestreifen, oder ein dünnes Drain oberhalb und unterhalb der Darmwunde geschlungen und geknüpft), Glätten der Darmwunde mit der Schere, nun eine sehr krumme, mit feiner Seide armierte Nadel 4 mm vom Wundrande bis zur Submukosa (Muskularis wird mitgenommen) eingeführt, dicht vor dem Wundrande ausgestochen, dann an der anderen Wundfläche in gleicher Weise, doch in umgekehrter Richtung verfahren, so daß beim Schlingen die Serosa eingestülpt, Peritonealflächen aber breit an einander gelagert werden. Die Entfernung der Nähte von einander beträgt am Darme etwa 2—4 mm, am Magen 3 bis 6 mm (Lembert). Eine zweite Naht kommt noch darüber: Czerny legt sie wie die Lembertsche seromuskulär, Albert durch alle Häute an (letzteres Verfahren ist sicherer). Man kann dabei Einzelnähte oder fortlaufende verrichten (letztere führen schneller zum Ziele, erstere halten im brüchig-entzündlichen Gewebe sicherer). b) Bei kleinen Querwunden frischt man die Ränder keilförmig (Basis nach außen) an und verfährt wie oben. c) Bei Durchtrennungen des ganzen Darms stehen verschiedene Wege offen:

Die zirkuläre Vereinigung. Der verletzte Darm wird extraperitoneal gelagert, abgeklemmt, desinfiziert, so angefrischt, daß alles verletzte, gequetschte Gewebe breit und am freien Ende des Darms etwas mehr als am Mesenterialansatze entfernt ist, das Mesenterium aber nur so wenig wie möglich abgelöst, und blutende Gefäße sorgfältig unterbunden.

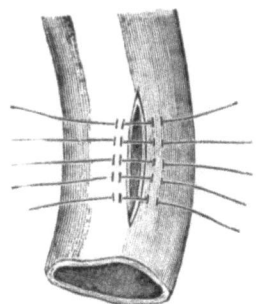
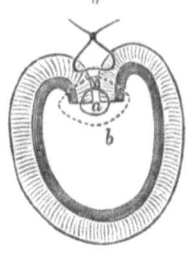

Fig. 28 A.
Darmnaht nach Lembert.

Fig. 28 B.
a a Darmnaht nach Czerny.
b a Nach Albert.

Differenzen im Umfange der beiden Darmenden kann man ausgleichen durch Abschrägung des engeren Darmabschnittes, wobei die längsovale Schnittfläche des engeren auf die kreisförmige des weiteren gepaßt wird (Fig. 33, α), oder man vernäht nur einen Teil des weiteren Darmendes mit dem ganzen engeren und schließt den überbleibenden Rest des weiteren durch einen queren (Billroth, β) oder man macht einen länglichen (Madelung, γ), oder einen doppelten Zwickel (δ). Diese Verfahren sind gefährlich, weil die Nähte der Zwickel leicht reißen, man zieht daher die Implantation oder Apposition vor (s. Fig. 33, ε, η). Die Vereinigung geschieht durch die zirkuläre Naht nach Lembert, wobei die Befestigung und Naht des Mesenterialansatzes besonders wichtig ist.

104 Schußverletzungen der Därme.

Das Verfahren nach Mikulicz ist vorzuziehen. Er legt erst eine intramesenteriale Naht an, welche das Gewebe zwischen den Serosablättern des Mesenteriums inklusive Muskularis des Darms breit vereinigt. Sie ersetzt hier zugleich die Lembertsche Naht. Dann folgt auf jeder Seite des Mesenteriums eine Naht (paramesenteriale), welche die Serosablätter desselben breit aneinander heften. Ihre Enden werden zunächst lang gelassen. Nun werden mit einer fortlaufenden Naht, am Mesenterialansatze beginnend, alle Schichten der Darmenden von innen her

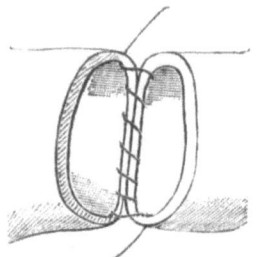
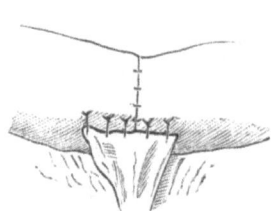

Fig. 29a. Zirkuläre Darmnaht.   Fig. 29b. Zirkuläre Darmnaht mit Netzimplantation.

vereinigt, erst von der einen Seite bis zur Mitte, dann von der anderen ebenso, doch bis auf eine kleine Lücke, die mit 2—3 Einzelnähten von außen geschlossen wird. Darüber kommt dann noch eine fortlaufende Lembertsche Naht, deren Enden beiderseits noch mit der paramesenterialen verknüpft werden. Die Naht wird mit Jodoform bestreut, die

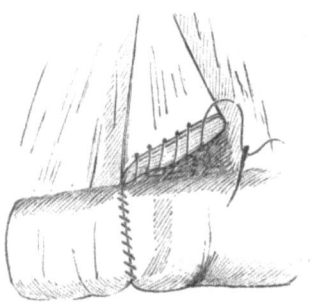

Fig. 30. Darmnaht mit Netzzwickel (Esmarch).

Lücke im Mesenterium durch Knopfnähte geschlossen. — Bleibt ein Netzwickel über, so kann man ihn nach Fig. 29b auf die Naht des Darms am Mesenterialansatze implantieren oder zu einem freien Zwickel

Schußverletzungen der Därme.

zusammennähen (Fig. 30). Erleichtert werden diese Methoden durch Anwendung des Murphyknopfes: Er hat zwei Teile, die mit einem röhren-

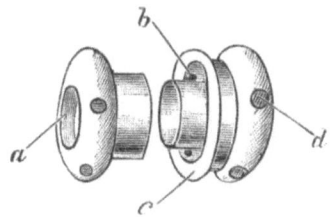

Fig. 31. Murphyknopf.

förmigen Fortsatze in einander greifen, wobei der männliche (Fig. 31 c b d) durch Sperrhäkchen in einem Schraubengewinde des weiblichen (a) fixiert

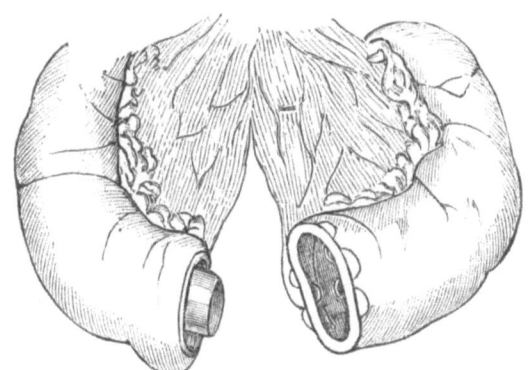

Fig. 32 A. Einlegen des Murphyknopfes links, rechts Tabaksbeutelnaht zu seiner Befestigung.

wird. Der männliche Teil hat einen beweglichen Zylinder, welcher durch eine Spiralfeder (c) gegen den weiblichen gepreßt wird (Fig. 31).

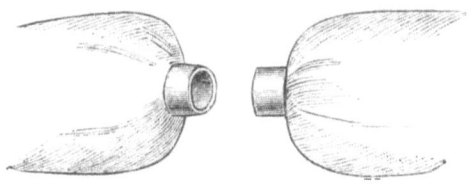

Fig. 32 B. Befestigter Murphyknopf.

Fig. 32C. Fertiger Darmverschluß.

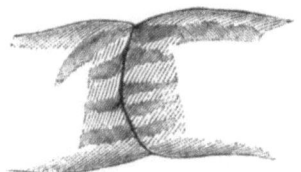

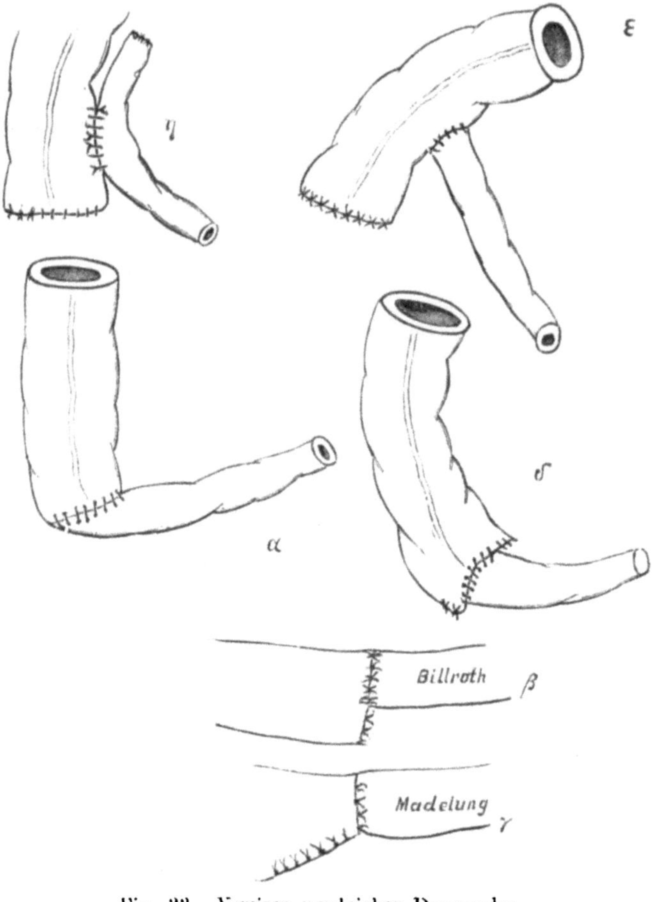

Fig. 33. Vereinen ungleicher Darmenden.

An den zur Berührung kommenden abgerundeten Rändern beider Knopfhälften vermitteln mehrere Löcher (d) den Abfluß der Sekrete aus dem abgeklemmten Darmstück. Jedes Stück wird in ein freies Ende (resp. seitliche Wunde) der Darmschlinge eingeführt (Fig. 32A), überwendlich mit fortlaufenden, weit ausgreifenden, alle Darmschichten fassenden Nähten umsäumt (Fig. 32A rechterseits, wobei man am Mesenterium ein Stück mit besonderer Schlingung des Fadens faßt), die Röhren nun in einander gefügt und so fest zusammengepreßt, daß die Serosaflächen gleichmäßig adaptiert sind (Fig. 32B, C). Zur Sicherung kann man noch Lembertsche Nähte darüber legen. Der Knopf geht durch den Darm ab.

Durch seitliche Implantation: Das zentrale Ende wird durch Lembertsche Nähte verschlossen, das periphere oberhalb der Naht durch einen Schlitz mit Lembertschen Nähten implantiert (Fig. 33 ε).

Durch seitliche Apposition: Beide Darmenden werden durch Nähte verschlossen und die Stümpfe isoperistaltisch (Braun) aneinander genäht (die antiperistaltische [Senn] führt leicht zur Stauung am blinden Ende [Fig. 33 η]). Beim Verschließen der Därme werden die Ränder eingestülpt und dann die Naht angelegt. Auch bei diesen Verfahren ist der Murphyknopf anwendbar. Mit dem Abschluß der Darmenden beginnt man.

Ist bei tiefer sitzenden Darmverletzungen Resektion und Naht nicht möglich, so macht man Vorlagerung und Fixierung des Darmes in der Bauchwand, um später durch Darmnaht die Wunde zu schließen.

§ 169. Nach solchen Operationen erwärmt man den Kranken und verfährt nach § 165.

§ 170. Als Nachkrankheiten der Magen- und Darmwunden verlangen Behandlung:

Stenosen: Längsinzision durch die Stenose bis ins Darmlumen, Ausspannung des Schnitts zu einer queren Wunde, welche mit Nähten

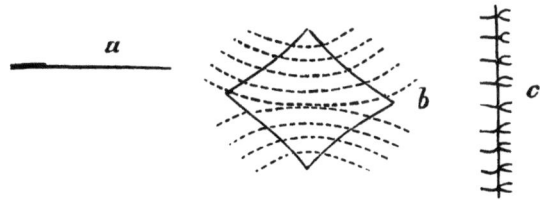

Fig. 34. Heinekes Stenosenoperation.
a Längsschnitt. b Ausspannung zum Querschnitt und quere Naht.
c Resultat der Operation.

vereinigt wird. Der Dauererfolg ist unsicher, die Resektion daher vorzuziehen.

Eine traumatische Magenfistel wird durch 2 Ovalärschnitte exstirpiert, wobei die Ränder des Magens so angefrischt werden, daß das narbige Gewebe ganz abgetragen ist, und nun Vereinigung durch die Naht.

Beim Anus praeternaturalis traumaticus ist die Darmresektion angezeigt:

Hohe Beckenlage, myrtenblattförmige Umschneidung der Fistel, Abpräparieren der Darmschlinge von der Bauchwand, doppeltes Abschnüren des Darmes, Exzision eines keilförmigen Stückes, die Spitze des Keiles endet im Mesenterium, zirkuläre Darmnaht im Gesunden (siehe § 168).

b) Behandlung der Schußverletzungen der Milz.

§ 171. Schuß- und Stichwunden der nicht vorgefallenen Milz verschließt man mit einer Jodoformgazetamponade, die man mittelst einer sterilen Kornzange so einführt, daß ein Ende aus der Wunde heraussteht. Unverletzte Vorfälle reinigt und reponiert man. Glatte Milzwunden schließt man mit der Naht (Uebernähen von Netz). Mit ihr oder mit einer Tamponade stillt man auch die Blutungen. Zur Tamponade dringt man am besten von der Brusthöhle aus durch das Zwerchfell (Resektion der 7.—8., Durchtrennung der 9.—11. Rippe) in die Milz ein. Liegt zerrissene Milz vor, so reseziert man partiell nach Unterbindung mit dem Galvanokauter. Ist die ganze zerrissene Milz vorgefallen, so umschnürt man erst den Stiel en masse, trägt das Organ mit dem Galvanokauter ab und unterbindet die Gefäße noch einmal einzeln. Liegt die zertrümmerte Milz in der Bauchhöhle, so verfährt man nach Dilatation der Wunde ebenso.

§ 172. Beim traumatischen Milzabszesse reseziert man die letzten Rippen und passiert den Sinus pleurae. Findet man die Pleurablätter verwachsen, so kann man sofort den Abszess eröffnen, sind sie es nicht, so eröffnet man das Peritoneum, näht es in die Wunde, legt antiseptische Tamponade auf die Milz und eröffnet den Abszeß am 5. Tage. Jodoformgazetamponade.

c) Verletzungen der Leber und Gallenblase.

§ 173. Bei den subkutanen Kontusionsrupturen der Leber und Gallenblase operativ einzuschreiten, hat man im Feldlazarett selten gute Zeit und günstige Bedingungen. Auch ist die Diagnose zu schwer. Hat man beides, so wären zur Blutstillung die Laparotomie in der Mittellinie, Tamponade und tiefgreifende Naht darüber zu verrichten, die äußere Wunde aber offen zu lassen. Bei Stich- und Schußwunden verfährt man ebenso. Ist die Blutung gering, so kommt man mit der Jodoformtamponade allein aus. Bei tieferliegenden Wunden müßte man die äußere soweit dilatieren, daß man die ganze Leber abzutasten und zu tamponieren vermag.

Die Lebernaht ist mit dickem Faden, starker, nicht zu spitzer Nadel allein oder über einem aseptischen Tampon oder mit Netzimplantation anzulegen.

Einem traumatischen Leberabszesse müßte man durch Dilatieren der äußeren Wunde, mediane Laparotomie oder Rippenresektion beizukommen suchen.

d) Schußwunden des Pankreas

§ 174. kommen nicht isoliert vor. Man sollte aber, wenn man im Feldlazarett Magen-Darmwunden laparotomiert, auch auf das Pankreas achten und durch Tamponade das Ausfließen des Pankreassaftes in die Bauchhöhle zu verhüten suchen.

e) Die Verletzungen des Mastdarms

§ 175. kommen selten isoliert (Schuß von hinten nach vorn), meist mit Schußfrakturen der Beckenknochen (Tangential- und Frontschüsse), Läsionen der Blase und der Därme vor. Starke Blutung und septische Infektionen sind ihre Gefahren. Man kann sie mit aseptischer Tamponade (aseptische Krüllgaze in einen Jodoformgazesack gestopft) event. Ausfüllung des ganzen Mastdarms mit Jodoformgaze schließen. Beschmutzte Verbandstücke werden wieder entfernt. Steht dabei die Blutung nicht, so spaltet man den Sphinkter in der hinteren Raphe (Schnitt vom Anus zum Steißbein) und unterbindet die Gefäße. Das sollte man überhaupt bei jeder Mastdarmschußwunde tun. Man hält den Stuhl durch Opiate an, vom 5. Tage an führt man ihn mit Ricinusöl herbei. Die Wunden werden mit sterilen Spülungen, Sitzbädern rein gehalten. Tritt Kotphlegmone ein, so spaltet man die infiltrierten Gewebe bis ins Gesunde und tamponiert mit Jodoformgaze. Nachblutungen sind häufig. Bei durchschnittenem Sphinkter sind sie leicht zu stillen. Stenosen des Mastdarms behandelt man mit elastischen Bougies oder Zinnbolzen. Der Kranke muß ihre Einführung lernen und beständig üben.

Bei Blasenmastdarmwunden verfährt man anfangs zuwartend, sucht aber bald nach Spaltung des Sphinkter durch Anfrischung der Ränder im einklappigen Simsschen Spekulum und Naht vom Mastdarme aus die Fistel zu schließen.

f) Verletzungen der Nieren.

§ 176. Sie sind die günstigsten unter den Verletzungen der großen Unterleibsdrüsen. Ihr Verlauf wird sehr günstig beeinflußt durch absolute Abstinenz von flüssiger Nahrung, besonders von Alkoholicis. Man hüte sich vor zu großer Geschäftigkeit, bleibe vielmehr bei der aseptischen Okklusion, bis der Verlauf einen Eingriff gebietet. Beschränkte Hämaturie verlangt ihn noch nicht. Mit prolabierten Nierenvorfällen verfährt man wie bei solchen an den anderen großen Unterleibsdrüsen. Bei starker Hämaturie erweitert man die Wunde bis ins Nierenbecken und tamponiert dieses oder die Nierenwunde aseptisch. Ist die Niere partiell zerrissen, so macht man die Resektion der unheilbar zerstörten Partien, ist es total geschehen, so die Exstirpation der Niere:

Lage auf der gesunden Seite über einem hohen Rollkissen, Hautschnitt am lateralen Rande des Musc. sacro-lumbalis, 7 cm nach außen von den Proc. spinosi am unteren Rande der 11. Rippe begonnen, und bis zur Mitte des Abstandes der 12. Rippe von der Crista ilei geführt; präparatorisches Vordringen in die Tiefe durch den unteren Rand des Musc. latissimus dorsi, durch das Faszienblatt des Sacrolumbalis; letzterer nach der Wirbelsäule hin verzogen; Durchtrennung des tiefen Blattes der Fascia lumbo-dorsalis, longitudinale Durchtrennung des Musc. quadratus lumborum und seiner vorderen Faszie (Unterbindung der Arter. intercostalis 12 und lumbalis 1). Die Fettkapsel der Niere, welche nun vorliegt, wird gespalten und die obere Hälfte der Niere mit dem Zeigefinger unter den Rippen stumpf gelockert, dann mit drei Fingern hervorgezogen und mit dem Zeigefinger stumpf ausgelöst. Der nun fühlbare Stiel der Niere wird isoliert, mit einem Arterienhaken in zwei Teile geteilt und mit zwei Massenligaturen unterbunden; Abtragen des Stiels dicht an dem Hilus mit einer Cooperschen Schere; isolierte Ligaturen aller sichtbaren Gefäße; Jodoformtamponade durch 3 Tage, nachher die Naht. Den Ureter kann man abbinden oder besser vernähen und versenken. Wenn es geht, soll man nach der Ligatur en masse noch die isolierte der Nierengefäße machen.

Abszesse in der Niere, im Peri- und Paranephrium sucht man mit dem Lendenschnitte auf. Harnfisteln exstirpiert man tief und schließt sie durch eine Naht. Meist wird aber die Nierenexstirpation nötig werden.

g) Schußwunden der Blase und der Harnröhre.

Wir verweisen auf § 40.

§ 177. Die Nachbehandlung der auf dem Verbandplatze verrichteten operativen Noteingriffe erfordert strenge Asepsis. Sind sie versäumt und ist es noch Zeit dazu, so werden sie so bald wie möglich vorgenommen. Bei Rupturen der Harnröhre fängt man nach 2—3 Wochen mit dem Bougieren an, damit keine Striktur entsteht (dicke Sonden). Auch nach der Heilung wird dies fortgesetzt. Zurückbleibende Harnröhrenfisteln sucht man durch Anfrischung und Naht oder gestielte Lappen zu beseitigen. Ueber die chirurgische Behandlung der extra- und intraperitonealen Blasenwunden siehe § 40.

§ 178. Tritt ein eitriger Blasenkatarrh ein, so versucht man erst schwache desinfizierende Spülungen (3 prozent. Lösungen von Kali chloricum oder Kochsalz § 40) und geht bald zu solchen von Argentum nitricum (1:1000) über. Später läßt man davon eine 2—3 prozentige Lösung durch einen weichen Katheter ein- und nach einigen Minuten wieder ausfließen und so alle 3 Tage (Guyon). Daneben gibt man die bekannten Brunnen, Balsamica etc.

§ 179. Zurückbleibende Blasenfisteln werden durch Dauerkatheter resp. plastische Operationen beseitigt.

§ 180. Zur Extraktion größerer Fremdkörper aus der Blase ist die Sectio alta geboten:

Man kann durch Füllung der Blase (100—200 ccm) und nicht übertriebene Ausstopfung des Rektums mit einem auf 200 ccm Umfang aufzublähenden Kolpeurynter die Blase emporheben, es genügt aber auch eine einfache Füllung der Blase. Zur Entfernung kleiner Fremdkörper ist der Längsschnitt in der Linea alba, der Querschnitt bei größeren vorzuziehen. Der Mastdarm des Patienten muß vor der Operation sorgfältig entleert sein. Der Operateur steht zur rechten Seite des Patienten; Beckenhochlage. In der gefüllten Blase liegt eine Steinsonde, von einem Assistenten gut fixiert. Längsschnitt genau in der Mitte, 10—15 cm lang, die unteren 2 cm desselben liegen auf der Symphyse; nach Durchtrennung der Fascia transversa (richtiger der hinteren Rektusscheide) liegt der prävesikale Raum frei, aus dem man stumpf das Fett nach oben hebt und dort fixieren läßt, bis die Blase frei und die Peritonealfalte deutlich vorliegt. An einer venenfreien Stelle der Blase setzt man nun zwei scharfe Haken ein, dazwischen das Messer nahe an der Symphyse, und führt es nach unten. Diese Wunde genügt meist zur Extraktion des Fremdkörpers, welcher an der schmalen Seite mit einer breiten Steinzange gefaßt, vorsichtig herausgehebelt und gedreht wird. Muß man die Wunde in der Blase aber erweitern, so spannt man dieselbe mit stumpfen Haken auseinander und schiebt die Peritonealfalte vorher stumpf in die Höhe.

Zur Nachbehandlung legt man ein T förmiges Drainrohr in die Blase, füllt die Wunde mit Jodoformgaze aus und schließt einen Teil der Hautwunde mit Nähten. Der Patient nimmt Seitenlage mit leicht angezogenen Schenkeln auf einem Wasserkissen und gestützt mit Spreusäcken ein. Alle 2 Stunden wird er von der einen auf die andere Seite gelegt; die Verbandstücke öfter erneuert.

h) Schußwunden der Genitalien.

§ 181. Die Contusio testis kann durch Shock tödlich werden: Opiate, Ruhe. Hochlagerung des Skrotum, hydropathische Fomente, innerlich Excitantien. — Prolabierte Hoden reponiert man, auch wenn sie verletzt sind. Die Haut des Hodensacks stellt sich wieder her. Man unterstützt diesen Vorgang durch Nähte und Implantationen. Die Wunden behandelt man offen: Jodoformpulver unter schützender Bedeckung.

Die traumatische Orchitis behandelt man mit Bettruhe, Hochlagerung und warmen Fomenten.

§ 182. Die Kastration ist nur bei totaler Hodenzerreißung angezeigt.

Reposition einer etwa vorhandenen Hernie; Esmarchsche Umschnürung (mit einer dünnen Gummiröhre um den Samenstrang) ist meist unnötig; vorderer Longitudinalschnitt oder ein solcher an der äußeren Seite über das ganze Skrotum im leichten Bogen über die Raphe geführt (die Wunden fallen möglichst in den Schnitt und werden ovalär umschnitten); Eröffnung der Scheidenhaut mit einer kleinen Inzision; Erweiterung des Schnittes und stumpfes Auslösen des Hodens,

Isolierung und Durchschneidung des Samenstranges zwischen zwei Péanschen Pinzetten; isolierte Unterbindung der Gefäße, Drainage, Naht.

§ 183. Die traumatische Hydrocele schwindet meist bei ruhiger Lage und zweckmäßigem Verhalten. Im Notfalle macht man eine aseptische Punktion.

Umgreifen des Hodensacks mit der linken Hand, so daß die cystische Geschwulst gespannt in der Hohlhand liegt, Einstich an der vorderen Wand von unten nach oben mit flacher Führung des Troicarts dicht unter der vorderen Wand des Hodensacks.

Selten wird eine Radikaloperation nötig werden:

Umgreifen des Hodensacks wie oben, 5 cm langer Schnitt durch die Tunica dartos und vaginalis propria. Diese wird bis zum Hoden und Samenstrang hin exstirpiert, Zurücklagerung des Hodens, Schluß der tieferen Schichten des Hodensacks mit Katgutnähten, darüber eine Hautnaht mit Seide. Durch eine am unteren Ende besonders angelegte Wunde wird drainiert. Aseptischer Okklusivverband.

9. Behandlung der Schußverletzungen der oberen Extremität.

a) Der Schultergegend.

§ 184. Blutstillung. Die klassischen Ligaturstellen sind für

die Art. axillaris: Arm bis zur Horizontalen erhoben, abduziert und supiniert; Schnitt 5 cm lang am inneren Rande des Musculus coracobrachialis (innerem Rande des Haarwuchses), an der stumpfwinkligen Kreuzung des Muskels mit dem Pect. maj. beginnend, Spaltung der Fascie, die Nervenscheide eröffnet, Nerv. medianus und cutaneus medius nach vorn, Nerv. ulnaris nnd radialis nach hinten gezogen, Eröffnung der Arterienscheide (die Art. liegt oben in der Schlinge des Nerv. medianus, weiter unten von ihm bedeckt; die Vene am hinteren Rande des Plexus etwas oberflächlicher).

Aneurysmen operiert man nach Antyllus, wenn eine durch mehrere Tage fortgesetzte intermittierende Digitalkompression versagt, event. mit Unterbindung der zuführenden Arterie und sekundärer Ausräumung der Höhle von einem kleinen, gleich wieder geschlossenem Schnitte aus (Mikulicz). Beim Verschlusse der Venenwunden ist Luftaspiration zu verhindern.

§ 185. Die Weichteilwunden der Schulter und des

Oberarms verlangen eine besonders sorgfältige aseptische Behandlung, damit sich nicht am Oberarme, seiner Prädilektionsstelle, der Rauschbrand (Broncefarbe, Oedem und Emphysem, Kühle des Gliedes, Cholerabild des Kranken) entwickelt, dem man nur mit einer frühzeitigen Exarticulatio humeri begegnen kann, aber auch damit meist zu spät kommt.

§ 186. Die verstümmelnden Operationen sind möglichst an der oberen Extremität zu vermeiden und sollen im Notfalle sehr schonend vorgenommen werden. Kurze Knochenstümpfe, die noch Bewegungen im Gelenke vermitteln, sind bei Reamputationen an ausgerissenen Gliedmaßen zu erhalten. In den letzten Kriegen haben Amputationen zu den seltensten Ereignissen gehört. Zu den § 65 angeführten Indikationen kommt noch der Rauschbrand.

§ 187. Für die Exarticulatio humeri im Felde ist die Methode mit einer praeliminaren hohen Oberarmamputation am meisten zu empfehlen, weil sie unter Esmarchscher Blutleere geschehen kann (Schlauch wie eine Spica humeri angelegt).

Oberkörper erhöht, Schulter den Tischrand überragend — einzeitiger Zirkelschnitt in der Höhe der vorderen Achselfalte, Ligatur der Gefäße und Ablösen des Schlauchs, nun vorderer Resektionsschnitt bis über die Schulter, Auslösung des oberen Humerusendes wie bei der Resektion (§ 190). Ovalär- und Lappenschnitte sind für die Feldpraxis schon der Blutstillung wegen weit schwieriger, doch oft bei Reamputationen ausgerissener Gliedmaßen als gliedsparend sehr brauchbar.

§ 188. Zur Entfernung des ganzen Schultergürtels bei gleichzeitiger Zerstörung der beteiligten Knochen und Gelenke geht dem Lappenschnitte die Ligatur der Arter. und Vena subclavia voran. Während der Operation wird jedes Gefäß sofort unterbunden. Schnitt beginnt auf dem mittleren Drittel des Schlüsselbeins, geht über die Schulterwölbung zur Rückseite, dann unter möglichster Hautschonung durch die Achselhöhle nach vorn in seinen Anfang zurück; Durchsägung der Clavicula in der Mitte, ihr peripheres Ende stark nach außen gezogen (stumpfer Haken) und nun (nach präliminarer Unterbindung der aus dem Truncus thyreo-cervicalis stammenden Gefäße) schrittweises Durchschneiden der Haut und Muskeln (Pectorales und Latissimus) nach dem Akromion zu bis zur Axilla und um die Außenseite des Thorax herum bis zur vorderen Fläche der Scapula (es werden durchschnitten oben der Musc. levat. anguli scapulae, medial der Serrat. anticus und Rhomboides, an der Crista der Musc. cucullaris und schließlich der Omohyoideus), nun die Dorsalfläche der Scapula von der sie bedeckenden

Haut mit möglichster Schonung gelöst. Unterbunden werden noch die Art. cervic. superficialis und transversa colli. Die Entstellung ist groß. Collin hat eine wirksame Prothese konstruiert.

§ 189. Die einfachen **Verletzungen des Schultergelenkes**, doch auch die mit Splitterung der Knochen und kleinen Wunden der Haut einhergehenden behandelt man in aseptischer Okklusion und guter Fixation (zirkulärem Gipsverband, Gipsschienen, Befestigung des Oberarmes am Thorax und Anlegung einer Mitella zum Tragen des Unterarms, oder im Middeldorpffschen Triangel, Stromeyerschen Kissen, einer Hohlschiene an der hinteren und äußeren Seite des Armes und Fixation desselben an den Thorax, Unterarm in einer Mitella). Auch bei stärkerer Splitterung und Difformität bleibt man noch bei aseptischer Okklusion, denn auch ganz lose Splitter können wieder einheilen. Wirken solche Splitter reizend, sind sie schlecht gelagert, so verrichtet man die Arthrektomie mit Resektionsschnitt und entfernt, resp. reponiert sie. Tritt Eiterung im Gelenke ein, so verfährt man ebenso und räumt die Gelenke gut aus, stellt Asepsis her, drainiert und legt Nähte an, resp. tamponiert einige Tage aseptisch, um sekundär zu nähen. Bei profuser Eiterung mit Zerstörung des Gelenkes verrichtet man die typische Resectio humeri nach dem schonendsten Verfahren von Langenbecks:

§ 190. Rückenlage, Schulter durch ein Kissen gehoben, Arm gebeugt, etwa 20° vom Thorax entfernt, nach außen rotiert, Schnitt beginnt oberhalb des Proc. coracoideus am vorderen Rande des Akromion, Messer dringt, gegen den Humeruskopf gerichtet, am vorderen Rande des Musc. deltoides (Vena cephalica mit dem Pectoralis medianwärts gezogen) 6—8 cm lang bis zum Humerusschafte unter dem Tuberculum minus vor (Art. circumflexa humeri und Nervus axillaris werden geschont), Deltoides lateralwärts gezogen, seine obersten, vordersten Fasern an der Clavicula durchschnitten, Spaltung der Scheide des Biceps auf der Hohlsonde bis zu ihrem Ansatzpunkte (Gurlt rät, die Bicepssehne lieber mit der knöchernen Rinne gemeinsam herauszusprengen, damit die Sehnenscheide nicht eröffnet zu werden braucht, doch lohnt sich dies umständliche Verfahren nicht), Heraushebung der Sehne mit stumpfem Haken, damit sie vom Assistenten nach außen gezogen werden kann; Rotation des Armes nach außen, mit senkrecht stehendem Messer ein Bogenschnitt über dem Tuberculum minus durch das Periost und vorsichtige Abhebelung desselben (in Verbindung mit der fibrösen Gelenkkapsel und mit Vermeidung jeder Läsion) auf der Innenseite bis zum Tuberc. minus, während man die Insertion des Musc. subscapularis unter langsamer Rotation des Armes nach außen mit Messer und Pinzette, oder mit einem scharfen Meißel in kurzen Zügen abtrennt; dann Einwärtsrollung des Armes nach vorheriger Versenkung der Bicepssehne nach innen hinter den Kopf und nun dasselbe Verfahren an dem Periost der Außenfläche, welches in Verbindung mit den Insertionen der an das Tuberculum majus sich ansetzenden drei Muskeln abgelöst wird. Bei primären Resektionen löst man das Periost in Verbindung mit ganz dünnen Lamellen des Knochens mit dem Meißel (P. Vogt) ab. Der Kopf des Humerus wird durch Druck von unten her aus der Wunde hervorgedrängt, mit einer Knochenzange gefaßt und, nachdem die hintere Insertion der Gelenkkapsel durchschnitten ist, mit der Stichsäge abgesägt (Fig. 9B, h).

Will man nur den Gelenkkopf oberhalb der Tubercula resezieren, so löst man das Periost nicht, sondern nur die Muskelansätze von der Gelenkhöhle aus (ohne dieselben quer zu durchschneiden, damit sie unten ihre Verbindung mit dem Knochen behalten) ab und sägt den Knochen auch von der Gelenkhöhle aus mit einer feinen Stichsäge durch. — Wenn man die äußere Schale des Oberamkopfes oder die Teile derselben, an die sich die Muskeln inserieren, bei Schußfrakturen erhalten kann, so ist das für die spätere Funktion des Gliedes sehr gut. Gleichzeitig zerschmetterte Teile der Scapula löst man mit Meißel oder Säge und glättet die Bruchfläche. Sind aber größere Stücke des Gelenkteiles der Scapula zu entfernen, so erweitert man den Schnitt durch einen Querschnitt (Winkel, in Form eines T), welcher im leichten Bogen den hinteren Rand des Akromion umkreist, die Deltoideusfasern abtrennt und die hintere obere Fläche der Gelenkkapsel freilegt. Ein von der Mitte des Schnittes ausgehender vertikaler trennt Haut, Musc. deltoideus in der Richtung seiner Fasern und spaltet die Gelenkkapsel zwischen den Sehnen des Musc. supra- und infraspinatus bis auf die Mitte des Tubercul. majus. Während die Weichteile stark auseinander gehalten werden, löst man vom Rande des Proc. glenoidalis die Sehne des langen Bicepskopfes und die Gelenkkapsel in Verbindung mit dem Periost des Collum scapulae ringsum so weit ab, daß man den Gelenkkörper mit der Stichsäge abtragen kann.

§ 191. Ein Knopfloch am hinteren Rande des Musc. deltoideus dient zum Einlegen der Drains. Die Wunde wird je nach der Beschaffenheit aseptisch tamponiert oder genäht. Der aseptische Verband umhüllt die Schultergegend, einen Teil des Halses und Thorax mit Spika- und Zirkeltouren. Man schiebt dann eine dicke Schicht Watte zwischen Arm und Thorax und befestigt den Arm mit einer Mitella parva an den Thorax und läßt ihn in einer Mitella triangularis tragen. Uebungen der

Behandlung der Schußverletzungen der oberen Extremität. 117

Hand- und Fingergelenke müssen frühzeitig gemacht werden. Das obere Ende des Humerus darf nicht nach innen subluxieren (starke Wattepolster in der Armbeuge). Passive Bewegungen führt man erst nach Heilung der Wunden aus, daneben wendet man Massage, Douchen, Elektrizität an. Die aktiven Bewegungen beginnen nicht vor der 5. Woche, erst pendelnde, dann sägende, später abduzierende, schließlich rotierende. Nur bei geringen Knochenverlusten und aseptischem Verlaufe wird ganz freie Beweglichkeit erzielt; partielle Anchylose ist noch ein günstiger Ausgang, am meisten beschränkt bleibt die Abduktion-Elevation des Armes, durch eine lähmungsartige Schwäche des Deltoideus bedingt, totale Anchylose in guter Stellung geht auch noch an, sehr schlecht aber ist ein Schlottergelenk mit Atrophie des Armes. Das Tragen eines Stützapparates dabei befördert leicht die Atrophie der Muskeln, nützt auch nur, wenn die Muskeln gut erhalten und funktionstüchtig sind (Lücke, Billroth, Collin).

§ 192. Bei den Schußfrakturen der Clavicula hat man darauf zu achten, daß durch Splitter und Fremdkörper nicht die großen Gefäße und Nerven verletzt oder bedroht sind, und diese Gefahr durch eine frühzeitige Extraktion, Geraderichtung, Glättung des Knochens, Naht der Nerven, Ligatur der Gefäße zu beseitigen, doch soll man auch nicht gleich jede Lähmung auf eine Zerreißung der Nerven zurückführen, da sie auch durch Kontusion (Lokaltorpor) und Kompression (Blutdruck) entstehen und sich dann spontan zurückbilden kann. Man legt bei allen operativen Manipulationen in dieser Gegend erst die Gefäße bloß, damit man sie gleich komprimieren oder unterbinden kann. Zur Fixierung der Fragmente genügt eine doppelte Mitelle (siehe oben), denn kein anderer Verband hebt die Dislokation sicher und dauernd auf. Eine Heilung mit Difformität ist die Regel. Bei den Schußfrakturen der Clavicula sind Luxationen des Schultergelenks beobachtet worden. Sie sind leicht zu reponieren gewesen. Vielleicht lagen Beobachtungsfehler vor.

§ 193. Tritt Nekrose der Clavicula ein, so ist die Resektion angezeigt a) des Mittelstücks: Schnitt über dem Mittelstück bis durch das Periost, an den beiden Endpunkten desselben je einen kleinen Querschnitt, Lösung des Periostes und Durchsägung des Knochens auf einem untergeschobenen Elevatorium. b) Bei der Kontiguitätsresektion des Akromialendes macht man einen bis auf den Knochen dringenden Schnitt am äußeren Ende der Clavicula bis über den Proc. coracoideus und verfährt nun in derselben Weise. Ein kleiner Querschnitt trennt das Akromioklaviculargelenk, der Knochen wird mit einer Zange gefaßt und mit einem geknöpften Messer ausgelöst. c) Ebenso reseziert man die Sternalportion, doch ist es gut, gleich auf das innere Ende des Schnittes noch einen kleinen queren zu setzen. d) Bei der Totalexstirpation verläuft der Schnitt über den ganzen Knochen und bekommt an seinen beiden Enden je einen kleinen Querschnitt. In der Mitte durchsägt man den vom Perioste entblößten Knochen und entfernt jedes Stück für sich.

§ 194. Bei den Schußfrakturen der Scapula finden sich meist Verletzungen der Lungen oder des Schultergelenkes, oft auch Gefäßläsionen. Man findet

die Arter. dorsalis scapulae am oberen medialen Winkel der Scapula,

die Arter. transversa scapulae entsprechend dem vorderen Rande des Musc. cucullaris, dicht hinter dem oberen Rande der Clavicula,

die Arter. circumflexa scapulae am unteren Rande des Musc. triceps.

§ 195. Auch bei den Schußbrüchen der Scapula genügen zur Fixation 2 Mitellen. Strenge Asepsis ist geboten, denn es kommt bei der Eiterung leicht zu gefährlichen Senkungen zwischen Musculus subscapularis und serratus anticus major, welche eine frühzeitige Eröffnung und ergiebige Drainage erfordern, doch auch leicht Sepsis herbeiführen.

Tritt Nekrose ein, so hat man möglichst partiell zu resezieren. Bei der totalen Resektion der Scapula macht man einen Schnitt durch die Haut und das Periost längs der Spina scapulae bis zu ihrem mittleren Rande, dann sofort die Ablösung der Musc. cucullaris und deltoides mit Elevatorium und Messer von der Spina und dem Akromion, nun einen Längsschnitt am medialen Rande nach oben und unten bis zu den entsprechenden Winkeln, welchen man auf den Querschnitt setzt, Durchsägung der Clavicula, subperiostale Zurücklagerung der Weichteile in der Fossa infraspinata in Form eines dreieckigen Lappens gegen den lateralen Rand des Schulterblattes, ebenso in der Fossa supraspinata nach oben und außen (besonders in der Incisura scapulae sorgfältig) und nun beginnt die Ausschälung der Scapula vom unteren Winkel subperiostal aus den unterliegenden Weichteilen bis zum lateralen Rande und Collum; Knochen nach oben und außen geschoben, Gelenkkapsel von unten her durchschnitten, Muskelinsertionen von der Cavitas glenoidalis und vom Tuberculum majus und minus abgelöst, Scapula immer weiter nach außen gedrängt und schließlich bei Rotationen mit Elevatorium und Messer die Muskel- und Bänder-Insertionen

Behandlung der Schußverletzungen der oberen Extremität. 119

am Proc. coracoideus abgetrennt, oder dieser abgesägt. Weit schonender ist natürlich der Eingriff, wenn man Akromion und Gelenkpfanne erhalten kann. Nachblutungen sind sehr selten, Osteomyelitis öfter beobachtet.

b) Des Oberarmes.

§ 196. Blutstillung: Ligatur der Arteria brachialis (besser ist gleich die der Arteria axillaris zu verrichten § 28).

Arm leicht eleviert, abduziert, Vorderarm gestreckt. Längsschnitt (5—7 cm) am inneren Rande des Musc. biceps, Vena basilica und Nerv. cutaneus medius geschont, letzterer nach außen gezogen, Nerv. medianus (auf der Arterie) gelöst und auch nach außen gezogen, die Scheide eröffnet (Art. liegt zwischen zwei Venen, bei einer hohen Teilung der Art. ist die Art. ulnaris sehr dünn, die radialis verläuft mehr oberflächlich und lateralwärts auf dem Musc. biceps).

§ 197. Die Amputatio humeri nur indiziert, wenn von der konservativen Behandlung doch nur ein unbrauchbares Glied zu erwarten ist, wird am besten mit dem zweizeitigen Zirkel-, die Reamputation mit Lappen- oder Ovalärschnitt verrichtet, wenn die Wunden günstiger dafür liegen. Zu unterbinden sind Arteria brachialis, profunda, collaterales und Muskeläste.

Als Prothese wirkt am besten ein aus Leder gewalkter, mit Stahlschienen gefestigter künstlicher Arm mit stellbarem Ellenbogengelenk. Die mit einem Handschuh überzogene Holzhand kann im Handgelenke gegen einen Haken (zum Tragen) oder eine Klammer (zum Fassen) ausgetauscht werden. Die Befestigung auf der Schulter und am Thorax geschieht durch eine Lederhülse mit Gurten und Schnallen.

§ 198. Behandlung der Schußfrakturen des Oberarms. Alle primären Splitterextraktionen und Diaphysenresektionen sind möglichst zu vermeiden. Die Reposition der Splitter gelingt meist leicht. Zur Fixation der Fragmente im oberen und mittleren Drittel ist ein zirkulärer Gipsverband (Spica humeri mit Brustgürtel bis über das rechtwinklig gebeugte Ellenbogengelenk) am geeignetsten, doch kann er auch ersetzt werden durch Gipsschienen

(ein handbreites Schulterstück geht vom unteren Scapulawinkel über die Schulter bis zur Mamilla und Schulterhalslinie, ein Armstück von der vorderen und äußeren Seite des Schultergelenkes und Oberarmes

120 Behandlung der Schußverletzungen der oberen Extremität.

herab, um das Ellenbogengelenk herum über die Dorso-Radialseite des Vorderarms bis zum Handgelenke [Fig. 35]).

Stajmar verfertigt eine rechtwinklige Pappschiene, der kurze Schenkel entspricht Unterarm und Hand, der längere wird zu einem

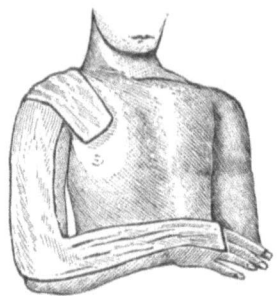

Fig. 35. Beelysche Hanfschiene.

spitzwinkligen Triangel zusammengefaltet, dessen Ende mittelst zweier kleiner, umgebogener Fortsätze in korrespondierenden Einschnitten des

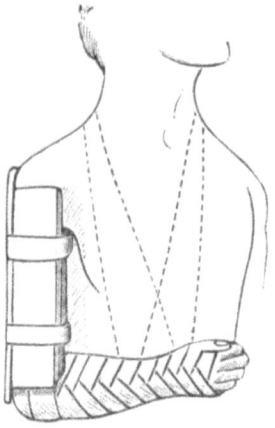

Fig. 36.

Ellenbogenteiles nach Art der Falzung von Pappe- und Blechschienen ohne besondere Hilfsmittel befestigt wird.

Bei Eiterung und häufigerem Verbandwechsel ist aber ein Schienenverband (Holz-, Pappe-, Blech-, Draht-, Bandeisen-,

Schusterspan-, Baumrinden-, Stroh-Schienen) gut gepolstert, rings um den Arm oder in den Verband gelegt, wobei das Ellenbogengelenk rechtwinklig gebeugt in einer Mitelle getragen wird, vorzuziehen, bis die Eiterung nachläßt (Fig. 36). Am unteren Ende wirkt am besten ein Gipshanfschienenverband:

Unterm Ellenbogengelenk beginnend, gerade am Arme hochgehend, dann spiralig die Frakturstelle umwindend und endlich gerade bis übers Schultergelenk aufsteigend. Schulter- und Ellenbogengelenk (letzteres rechtwinklig) müssen gut fixiert, der Unterarm proniert, der Oberarm in Ab- oder Adduktion, in Ein- oder Auswärtsrollung so gestellt sein, daß sich die Fragmente begegnen.

Bei sehr schwerer Koaptation derselben könnte man auch die Extension nach Hamilton anwenden:

Heftpflasterschleife am Oberarme trägt das Gewicht, der Unterarm wird in eine Mitelle gelegt.

Auch bei großen Ausschüssen behandelt man noch konservativ. Tritt starke Eiterung und Fieber ein, so räumt man aseptisch, doch schonend an Knochensubstanz aus. Bei septischer Eiterung und progredienten Phlegmonen amputiert man, wenn der Prozeß durch Inzisionen nicht bald zum Stillstande kommt.

Die Heilungsdauer einfacher Schußfrakturen beträgt 3—5 Wochen, komplizierter 2—5 Monate. Pseudarthrosen kommen relativ selten nach Schußfrakturen zur Beobachtung (im Gegensatze zu den Friedensverletzungen). Bei ihnen, wie bei den Nekrosen der Bruchenden kann man am Humerus größere Substanzverluste setzen, der Knochen regeneriert sich gut. Bei der Kontinuitätsresektion nagelt man die treppenförmig angefrischten Fragmente mit Elfenbeinstiften oder legt Knochennähte an, doch muß man den Nervus radialis, welcher sich mit der Arteria profunda unter dem Ansatze des Musculus deltoides um den Knochen schlingt, schonen. Er wird oft bei Schußfrakturen des Humerus (herabhängende Hand, Wrist-drop) durch das Projektil verletzt oder nach Heilung der Fraktur durch komprimierenden Kallus gelähmt. Man versucht die Nervennaht resp. die Auslösung des Nerven aus Narben und Kallus mit nachfolgender methodischer Anwendung der Elektrizität. Auch Neurome sind beobachtet nach der Heilung von Schußfrakturen. Man verrichtet ihre Resektion mit nachfolgender Naht.

c) Des Ellenbogengelenkes.

§ 199. Blutstillung: In der Ellenbeuge findet man die Arterie mit einem 3 cm langen Schnitte, $1/2$—1 cm einwärts vom inneren Rande des Tendo bicipitis beginnend (Vena mediana geschont und nach innen gezogen), Spaltung der Aponeurose des Biceps, dann liegt die Arterie gleich unter dem Lacertus fibrosus auf dem Musc. brachialis internus zwischen 2 Venen, Nerv. medianus weiter nach innen.

§ 200. Exarticulatio cubiti. Für die Indikationen verweisen wir auf § 65. Wenn irgend möglich, vermeidet man die Exartikulation und amputiert unter dem Gelenke, um für eine Prothese mit beweglichem Ellenbogengelenke einen guten Ansatz zu erhalten. Ein kurzer Stumpf ist noch viel wert! Vorzuziehen ist bei der Exartikulation ein Zirkelschnitt:

Man trennt bei gestrecktem Vorderarm die Haut 4 cm unterhalb der Kondylen des Humerus, präpariert eine Manschette und schlägt sie bis über das Gelenk zurück, nun macht man die Eröffnung des Gelenkes mit einem Querschnitt, durchtrennt ebenso das Lig. later. externum oberhalb des Cap. radii, und das internum unter dem Condylus internus, drängt durch Hyperextension das Olekranon in die Wunde und trennt mit einem Schnitt oberhalb der Spitze desselben die Tricepssehne ab. Die Lappenschnitte können besonders durch die Lage der Wunden den Vorzug verdienen: am gestreckten Arme in der Beugeseite vom Radiohumeralgelenke 2 cm unterhalb des einen Condylus beginnend und ebenso tief unter dem anderen endend, umschneidet man einen vorderen viereckigen, 4 cm großen Lappen, welcher mit der Fascie abgelöst und nach oben geschlagen wird. Nun wird der Arm flektiert, mit der Rückseite nach vorn gedreht und mit einem flachen Bogenschnitte über dem Olekranon die Spitze desselben bloßgelegt, dann mit einem Querschnitte von einem Condylus zum anderen die Tricepssehne abgelöst, nun das Messer hinter das Olekranon geschoben, die Seitenbänder und mit einem zweiten Schnitte die sämtlichen volaren Weichteile durchtrennt. Man kann auch einen dorsalen Lappen bilden. Wegen des unregelmäßigen Knochenstumpfes durchsägt Pirogoff noch die Trochlea und Eminentia capitata humeri und exstirpiert die Kapsel (transkondyläre Amputation). Zu unterbinden ist die Art. cubitalis, ev. radialis und ulnaris und Aeste des Rete articulare. Wo es geht, ist die Amp. antibrachii vorzuziehen, da man eine bessere Prothese anlegen kann. —

§ 201. Nervenverletzungen sind selten, können aber dadurch täuschen, daß sie anfangs keine Erscheinungen machen, oder es können Lähmungen bestehen und doch keine Läsionen der Nerven (siehe § 49). Später werden die Nerven in Narben oder Kallus eingeschlossen, auch treten durch Neurombildungen Neuralgien auf. Es bleibt in diesen Fällen nur die Auslösung der Nerven und Lagerung derselben in gesunde Nachbarschaft oder die Resektion derselben mit nachfolgender Naht über.

§ 202. Für die konservative Behandlung der Ellenbogengelenkschüsse mit geringer Splitterung und kleinen Wunden genügt aseptische Okklusion mit Einlage von Schienen, auch die Anlagerung von Gipsschienen, die vom Handrücken bis über die Schulter verlaufen. Regel ist: rechtwinklige Beugung, Unterarm in der Mitte zwischen Pro- und Supination, doch ist es besser, anfangs das Glied so zu stellen, daß alle Difformitäten und Dislokationen ausgeglichen sind und erst später in die rechtwinklige Beugung überzugehen. Bei starker Splitterung und größeren Wunden wird man aber auf diesem Wege selten eine freie Beweglichkeit erzielen, worauf es doch ankommt. Deshalb erscheint es ratsam, ohne oder mit geringer Dilatation der Wunden lose Splitter, Fremdkörper zu extrahieren, dislozierte Splitter zu reponieren, doch die Knochenfragmente nicht zu kürzen und nun wie oben zu verfahren. Tritt Eiterung im Gelenke ein, so kann man erst Drainage und Ausräumung versuchen, besser macht man partielle Resektionen, wobei man an den Epikondylen eine flache Scheibe mit den Muskeln, das ganze Olekranon oder eine flache Außenschale von ihm mit dem Ansatze der Tricepssehne erhält. Kann man das Radiusköpfchen schonen, so bleibt selbst im ankylotischen Gelenke Pro- und Supination frei. Bei völliger Zerstörung des Gelenkes durch das Projektil und Eiterung bleibt nur die Totalresektion über, am besten nach Langenbeck verrichtet (Fig. 9 B, g):

Stumpfwinklige Beugung des Gelenkes, rechte Hand des Assistenten am Unter-, linke am Oberarme und so gefaßt, daß die Rückseite des Gelenkes dem Operateur zugewendet, der Unterarm proniert ist. Der Operateur faßt mit der linken Hand den Oberarm von innen her so, daß der Daumen auf der einen, die übrigen Finger auf der anderen Seite des Olekranon liegen und spannt so die Haut. Schnitt 8—10 cm lang über die Streckseite des Gelenkes (3—4 cm über dem oberen Rande des Olekranon beginnend, etwas nach innen von der Mitte des Olekranon durch den Triceps und das Periost der Humerus-Epiphyse herablaufend, die Gelenkkapsel eröffnend, auf die hintere Kante der Ulna übergehend, deren

124 Behandlung der Schußverletzungen der oberen Extremität.

Periost durchtrennend und 5—6 cm unterhalb der Spitze des Olekranon endend). Bei primären Resektionen setzt man nun nach Vogt einen Meißel in die Periostwunde ein und löst mit leichten Hammerschlägen die Corticalis nach dem Condylus internus hin ab, wobei man die Rinne des N. ulnaris, die Ansätze der Beugemuskeln, das Ligam. laterale internum in der Kapsel erhalten muß. Bei sekundären dagegen trennt man die Weichteile, welche mit stumpfen Doppelwundhaken auseinander gehalten werden, von der Ulna und dann vom Condylus internus mit dem Meißel und dem Elevatorium, auch mit Pinzette und Knochen-

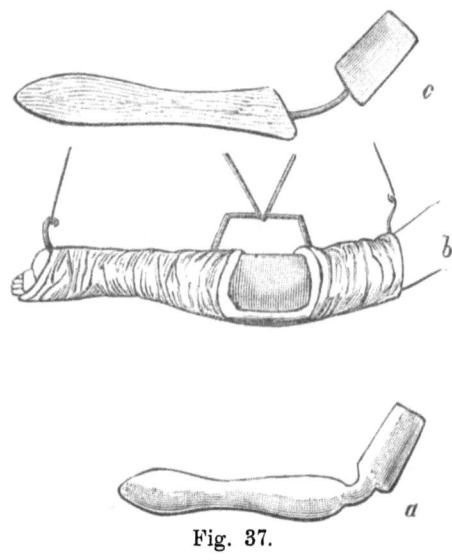

Fig. 37.

messer (wobei die Weichteile vom Operateur mit dem linken Daumennagel gegen die Spitze des Epicondylus gedrängt werden) so ab, daß die Muskelansätze in Verbindung mit dem Perioste und dem Ligam. laterale internum bleiben und der Nerv. ulnaris möglichst wenig entblößt, auf keinen Fall verletzt wird. Man reponiert nach vollständiger Skelettierung des Condylus internus die Weichteile wieder, trennt den äußeren Teil der Tricepssehne mit kurzen Messerschnitten ab, während die Sehne an der äußeren Seite in Verbindung mit dem Perioste der Ulna bleibt, welches nebst dem Anconaeus quartus abgehebelt wird, und nun verfährt man ebenso wie am Condylus internus, damit Muskeln und Ligam. laterale externum in Verbindung mit dem Periost bleiben. Nun läßt man bei starker Flexion den Humerus zu Tage treten und

sägt ihn ab. Man soll, besonders von den Vorderarmknochen, so wenig
wie möglich fortnehmen, um den Proc. coronoideus mit dem Musc.
brachialis internus und das Lig. annulare mit der Bicepsinsertion am
Radius zu erhalten. Muß man tiefer gehen, so trennt man die oberen
Fasern der Sehne des Musculus brachialis internus, ohne ihre Verbindung mit dem Perioste der Ulna zu lösen.

Nach der Operation legt man Drains ein und schließt mit Nähten,
was zu schließen ist, den Rest tamponiert man aseptisch. Der aseptische
Verband bedeckt Unter- und Oberarm. Schieneneinlagen genügen zur
Fixation. Die Schienen von Watson (Fig. 37a) und Esmarch (b, c) sind
nur bei Eiterungen vorzuziehen. Anfangs kann man nach Rosers Vorschlag in Extension und Supination verbinden, nach 14 Tagen geht man
allmählich in Flexion bis zum rechten Winkel und leichte Pronation über.
Der Erfolg der Operation hängt vom Knochendefekt und aseptischem Verlaufe ab. Nach Heilung der Wunden beginnt man vorsichtig mit passiven
Bewegungen, Massage, Anwendung der Elektrizität. Ab- und Adduktionen im Gelenke sind dabei zu verhindern eventuell durch einen abnehmbaren Gips- oder Wasserglasverband mit Charniergelenk. Eine
Ankylose ist auch noch ein gutes Resultat und besser als Beweglichkeit mit Muskelschwäche. Man soll sie also nicht anrühren. Sehr übel
sind Schlottergelenke, wenn sie mit Muskelatrophie verbunden sind.
Hilfsapparate sind von Lücke und Bidder angegeben. Im Verlaufe
der Wundbehandlung sind Nachblutungen selten, häufiger Tetanus und
Sepsis beobachtet. Auch nach perfekter Heilung ist man öfter noch
gezwungen worden, zur Korrektion schlechter Stellungen und übler Endresultate tertiäre Resektionen vorzunehmen. —

d) Behandlung der Schußverletzungen des Unterarmes.

§ 203. Blutstillung. Am Orte der Wahl:

Der Art. radialis 1. im oberen Drittel: Supinationsstellung,
4 cm langer Hautschnitt, 3 cm unterhalb der Armbeuge, vom radialen
Rande der Bicepssehne beginnend und zwischen M. pronator teres und
Flexor carpi radialis verlaufend, Spaltung der Fascia antibrachii, Aufsuchung und stumpfe Erweiterung des Interstitium zwischen Musc. supinator longus und Flexor carpi radialis, in dessen Tiefe die Arterie
liegt (zwischen 2 Venen, an der Radialseite der Ramus superficialis
nervi radialis). 2. In der oberen Hälfte des Vorderarmes: man
hält sich an den oberen Rand des Musc. supinator longus; in der Grube
zwischen ihm und dem Pronator teres macht man am supinierten Arme
einen 6 cm langen Hautschnitt, spaltet am Rande des Supinator die

Fascie und zieht den Muskel zur Seite. 3. Oberhalb des Handgelenkes: Hautschnitt 3 cm lang an der Radialseite des Musc. flexor carpi radialis, Spaltung der oberflächlichen Fascie, Arter. liegt zwischen Musc. flexor carpi radialis und Supinator longus.

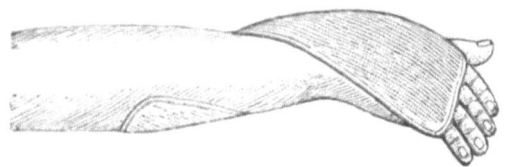

Fig. 38. Beelysche Gipshanfschiene.

Bei der Arteria ulnaris: 1. im oberen Drittel. Man verfährt wie bei der Art. radialis, aber an der Ulnarseite und findet die Arterie in einer vom Erbsenbeine zum Condylus medialis humeri gezogenen

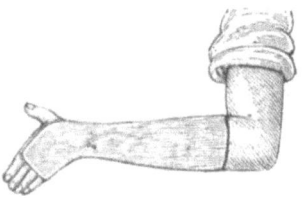

Fig. 39. Abduktionsschiene (Pistole).

Linie in einem 6—8 cm langen Schnitte, der 3 cm unter dem Condylus beginnt, zwischen Musc. flexor carpi ulnaris und digitorum sublimis (an ihrer Ulnarseite der Nerv. ulnaris, zu beiden Seiten Venen). 2. Im

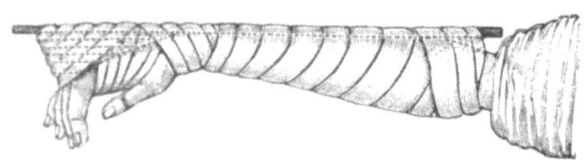

Fig. 40. Rosers Dorsalschiene.

mittleren Drittel: liegt die Arterie zwischen radialem Rande des M. flexor carpi ulnaris und digitorum communis in einer vom Erbsenbeine zum Condyl. intern. gezogenen Linie auf dem M. flexor digitorum

Behandlung der Schußverletzungen des Unterarmes. 127

communis profundus neben dem Nerven. 3. Oberhalb des **Hand-gelenkes**: Supinationsstellung, Hautschnitt 3 cm lang am Sehnenrande des Musc. flexor carpi ulnaris (am Os pisiforme), Spaltung der Fascie, die Art. liegt zwischen der Sehne des M. flexor carpi ulnaris und **digit. sublimis**, an ihrer Ulnarseite der Nerv. ulnaris volaris.

Bei dem **Arcus volaris sublimis**: denkt man sich den ulnaren Rand des abduzierten Daumens bis zum Erbsenbeine verlängert, so verläuft diese Linie parallel der vom radialen Rande der Hohlhand entspringenden mittleren Hohlhandfurche, dann findet man den Bogen in der Mitte zwischen diesen beiden Linien in einem Schnitte entsprechend der Breite des 3.—4. Fingers unter der Aponeurosis palmaris.

§ 204. Zur **Amputation des Vorderarms** (Indikationen § 65) sind alle Amputationsschnitte je nach Lage der Wunde und der Möglichkeit zur Schaffung einer guten Stumpfbedeckung von gleichem Werte. Man nimmt am besten einen großen dorsalen Lappen, dessen Basis breiter ist als der halbe Umfang des Unterarms und dessen seitliche Begrenzung nach vorn (der Beugeseite zu) vom Radius und der Ulna liegt, und einen kurzen volaren (1—2 cm langen). In halber Pronation markiert man sich den dorsalen Lappen durch seitliche Messerstiche und schneidet ihn heraus, präpariert ihn bis zur Basis ab, legt ihn zurück und bildet ebenso den kürzeren volaren. Nun trennt man mit einem Zirkelschnitt die Weichteile und das Periost, durchschneidet das Ligamentum interosseum, schiebt das Periost 1 cm hoch und durchsägt beide Knochen gleichzeitig. Unterbunden wird Art. radialis, ulnaris und interossea. Man kann auch zwei gleich große Lappen, oder den zweizeitigen Zirkelschnitt verrichten, doch muß man bei letzterem im oberen Drittel einen Längsschnitt (an der abhängigsten Partie) anbringen, um die Manschette lang genug bilden zu können.

Zu unterbinden sind die Art. radialis und ulnaris, Muskeläste, Art. interossea im oberen und mittleren Drittel.

Es gibt eine große Zahl von Prothesen für den verlorenen Unterarm, doch ersetzt keine die kunstreiche Menschenhand. **Selphos**, **Dalischs** (künstliche Arme), Apparate zum Greifen (**Beaufort**, **Bonnet**, **Mathieu**), einfache Modelle nach **Reindl** (Fixierung des künstlichen Apparates durch Schrauben), kräftige Zangen- und Hakenapparate etc.

§ 205. Die Behandlung der Weichteilwunden erfordert die strengste Asepsis, damit sich an den sehnenreichen Gebilden nicht tiefe Phlegmonen entwickeln, die zu unheilvollen Zerstörungen an den Weichteilen und Knochen und zur Sepsis führen. Auch wenn man durch lange Inzisionen im Verlaufe der intermuskulären Räume unter Blutleere, Jodoformtamponade und Suspension dem Prozesse noch Halt gebietet, so sind doch die Knochen meist schon entblößt, die Gelenke vereitert. Daher ist die Amputation bei allen diesen progredienten Phlegmonen sobald als möglich auszuführen.

§ 206. Die Behandlung der Schußfrakturen des Unterarmes erfordert aus denselben Gründen besondere Sorgfalt. Primäre Splitterextraktionen und Kontinuitätsresektionen sind zu verwerfen. Vor zirkulären Gipsverbänden ist im allgemeinen zu warnen, weil in ihnen bei unbeachteten Schwellungen des Gliedes leicht trophische Störungen oder atrophischer Brand des Gliedes eintreten. Man fixiert daher lieber mit Schienen (den Verbänden eingefügt, auch mit Gipshanfschienen über den Verbänden [Fig. 38]) und zwar bei flektiertem Ellenbogengelenke in einer, der vorhandenen Difformität strikte entgegengesetzten Stellung des Gliedes, doch in der Mitte zwischen Pro- und Supination, oder bei den Schußfrakturen beider Knochen im unteren Drittel in völliger Supination mit ulnarer Abduktion der Hand, so daß der Patient in die Hohlhand hineinsieht.

Sehr geeignet dazu ist die Supinationsschiene Volkmanns (Fig. 39). Ellenbogen- und Handgelenk werden festgestellt, die Finger bleiben frei.

Die gute Koaptation der Fragmente wird mit Röntgen-Durchleuchtung kontrolliert. Bei Frakturen am unteren Ende eines oder beider Knochen geschieht die Reposition der Fragmente am besten durch Zug und Druck, Dorsal- und Volar-Flexion in der Chloroformnarkose.

Die Pistolenschiene (Fig. 39) ist sehr geeignet zur Hebung der Dislokation ulnar- oder volarwärts. Sie wird zuerst auf dem Handrücken mit Binden fixiert und dann erst auf dem Unterarme. Die Rosersche Dorsal- und Schedesche Volarschiene (Fig. 40) leisten bei Dorsal- und Volardislokationen gute Dienste. Der Raum zwischen Handgelenk und Schiene wird durch ein keilförmiges Kissen ausgefüllt, dessen zugespitztes Ende direkt auf dem nach dem Dorsum abweichenden unteren Frakturende liegt.

Die Heilung tritt bei einfachen Schußfrakturen in 3 bis 4 Wochen ein, bei kompliziertem Verlaufe aber sehr spät. Frühzeitig läßt man im Verbande Bewegungen der Hand und Finger vornehmen. Nach Abnahme desselben aber folgen passive Bewegungen, Massage, Anwendung des elektrischen Stromes und der Zanderschon Apparate. Die Komplikation mit Osteomyelitis und Periostitis purulenta ist selten, aber sehr deletär. Meist zwingt die Sepsis zur Amputation. Ebenso schlimm sind tiefe Phlegmonen. Sie führen zu

Nekrosen der Bruchenden und Sepsis. Ihre Progredienz zwingt zur Amputation. Nekrosen der Bruchenden lassen noch Heilung zu, da die Unterarmknochen umfangreichere Resektionen in der Kontinuität vertragen. Das gilt auch von den Pseudarthrosen (s. § 45). Bleiben sie trotzdem bestehen, so kann man Hülsenapparate, die den Oberarm und Unterarm stützen, mit Erfolg verwenden, wenn die Muskulatur kräftig bleibt.

e) **Behandlung der Schußverletzungen der Hand.**

§ 207. Bei leichteren Kontusionen und Distorsionen ist die Massage, verbunden mit methodischen Uebungen, bei schwereren Ruhigstellung mit Gips- oder Pappschienenverband in halber Flexion angezeigt, doch läßt man auch bald Massage und methodische Uebungen folgen.

§ 208. Exarticulatio manus (Indikationen s. § 49) mit Lappenbildung:

Starke Volarflexion der Hand, leicht nach unten konvexer Hautlappen, 1 cm unterhalb des Proc. styl. ulnae (rechts) oder radii (links) beginnend und 1 cm unterhalb der Proc. styloidei endend, Durchschneidung der Extensoren, der seitlichen und dorsalen Bandteile; Auslösung des Carpus; quere Durchtrennung der volaren Sehnen; Bildung eines großen volaren Lappens zur Deckung, Naht auf dem Dorsum. Unterbunden werden Art. ulnaris, radialis, ein Ast der interossea. Auch kann man den Lappen aus der Radialseite mit der Muskulatur des Daumenballens bilden, wobei die Narbenbildung über dem Proc. styloideus radii wegfällt.

§ 209. Amputation der Mittelhand mit Erhaltung des Daumens, wobei so viel wie möglich von den Metakarpen erspart wird. Der Lappen wird genommen, wo er zu haben ist. Wenn es geht: ein großer Volarlappen bis zu den Metakarpen abpräpariert, querer Hautschnitt auf dem Dorsum 1 cm unterhalb der intendierten Knochendurchtrennung, Musc. interossei durchtrennt, und nun mit der Stichsäge alles Zerstörte abgesägt oder exartikuliert; Ligat. der 5 Art. digitales; Naht.

§ 210. Amputation einzelner Metakarpalknochen: des Daumens: starke Abduktion des Daumens, Messer durch die Mitte der Interdigitalfalte in sägenden Zügen hart am Metacarpus I nach aufwärts, Gelenk zwischen Metacarpus und Os multangulum majus von der Ulnarseite her eröffnet, nun Messer um die Basis des Metacarpus nach dessen Radialseite herum- und sägend nach abwärts geführt, bis ein ausreichender Lappen gebildet ist. Auch Ovalärschnitt (Spitze proximal, Basis distal) ist sehr wirkungsvoll. Des 2. bis 4. Metacarpus: je ein volarer und dorsaler Längsschnitt, welcher distal nach den beiden Interdigitalfalten ausläuft, diese durchtrennt, Messer hart am Knochen bis zum Gelenke bei starker Abduktion der benachbarten Metakarpalen, und nun exartikuliert oder gesägt. Am Daumen läßt sich auch von einem dorsalen Längsschnitt aus, der ovalär in der Höhe der Basalphalanx endet, die Abtragung des Metacarpus mit Schonung aller Weichteile ausführen.

§ 211. Exartikulation der Finger im Metakarpophalangealgelenke: wird am Daumen und Zeigefinger mit radialem Seitenlappen, am 5. mit einem solchen ulnaren, am 3. und 4. aber durch Ovalärschnitt (bei Ueberstreckung des Fingers) mit Spitze am Dorsum verrichtet. Die Gelenklinie wird vom Dorsum her palpiert. Beim 3. und 4. Finger reseziert man auch noch den Metakarpalkopf (Listonsche Knochenschere).

Exartikulation der Mittel- und Endphalangen. Die Interphalangealfurche bildet bei starker Flexion den dorsalen Einschnitt, zwischen der 2. und 3. Phalanx aber schneidet man $1/2$ cm unterhalb der höchsten Gelenkprominenz ein, durchtrennt die Seitenligamente, geht um den Knochen herum hinter ihm und bildet einen großen volaren Lappen.

Bei der Amputation der Fingerphalangen macht man einen volaren und einen dorsalen Lappen, fixiert aber die Sehnenenden über dem Knochenstumpf. Bei Mittel- und Endphalanx sind kleine Stümpfe noch von Nutzen, bei der Grundphalanx exartikuliert man besser.

§ 212. Die konservativ-exspektative Behandlung der Handgelenkschüsse geschieht mit Schienen, auch wohl im okklusiven Gipsverbande oder mit Fixation des Unterarms und der Hand am Thorax in der Mitte zwischen Pro- und Supination bei flektiertem Ellenbogengelenke. Sie führt zwar meist zur Ankylose, das tut aber auch die Totalresektion oft genug. Tritt Schwellung und begrenzte Eiterung ein, so erweitert man die Wunden, entfernt lose Splitter und Fremdkörper, räumt aus, doch mit Schonung der Sehnen. Nur bei umfangreichen Knochenzerstörungen, Eiterungen im Gelenke ist eine schonende Resektion indiziert (die Abtragung der Gelenkflächen des Radius und der Ulna soll, wenn es geht, vermieden, doch niemals darf eine von beiden allein entfernt werden). Von den Karpalknochen kann man einzelne oder ganze Reihen stehen lassen. Alle Gefäße, Nerven, Sehnen, Periost werden erhalten. Schnitt nach von Langenbeck (Fig. 9 B, f):

Hand über einem Kissen proniert und leicht flektiert, in der radialen Hälfte des Handrückens dorsaler Längsschnitt, in der Mitte des Ulnarrandes Ossis metacarpi indicis beginnend und 9 cm lang nach aufwärts bis über die Mitte der Dorsalfläche der Epiphyse des Radius, die Gewebe schichtweise durchtrennend, geführt; an der Radialseite der Strecksehne des Zeigefingers (Scheide nicht zu verletzen!), weiter oben am ulnaren Rande der Sehne des Ext. carpi radialis brevis vorbei in die Tiefe, Lig. carpi dorsale zwischen Ext. pollicis longus und Ext. digiti indicis durchtrennt bis zur Epiphysengrenze des Radius, Spaltung der Kapsel mit einem großen Längsschnitte, starkes Auseinanderziehen der Wunde, Ablösen aller fibrösen, in den Furchen der Knochen verlaufenden Sehnenscheiden mit dem Perioste vom Radius bei Ueberführung der Hand in leichte Streckung mit Adduktion, und von der Ulna bei leichter Abduktionsstellung mit Messer und Meißel, bis das Handgelenk ganz offen ist. Unter Volarflexion der Hand werden die Ossa

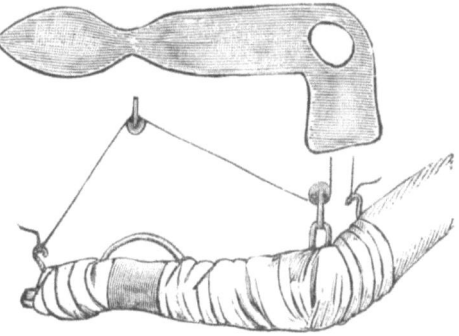

Fig. 41. Esmarch-Watsonsche Schiene.

naviculare, lunatum und triquetrum durch Trennung der Ligam. intercarpalia gelöst und herausgehebelt, ebenso die vordere Reihe, wenn sie krank oder verletzt ist, nun die Epiphyse des Radius und der Ulna hervorgedrängt, von den Weichteilen vorsichtig befreit und abgesägt (Ramus dorsalis arteriae radialis ist über dem Os multangulum majus zu schonen). — Der Kochersche Schnitt auf der Ulnarseite des Dorsum zwischen Metacarpus IV und V ist für bestimmte Lagen der Wunden sehr zu empfehlen. —

Die Nachbehandlung geschieht bei sicherer Asepsis im okkludierenden Gipsverbande in Extension, bei unsicherer in der Esmarch-Watsonschen Resektionsschiene (Fig. 41) oder in der von Lister angegebenen, wie ein Pantoffel gestalteten. Später geht man in dorsale

Flexion über und muß die Neigung zur Pronation durch eine seitliche Ulnarschiene mit radialer Flexion bekämpfen, auch der Daumen ist durch Wattebäusche in Abduktion zu halten. Frühzeitig sind die Finger zu massieren, elektrisieren und zu üben. Die Bewegungen im Handgelenk beginnen nach vier Wochen mit leichter Flexion und Extension. Ein Schlottergelenk ist zu verhüten. Die Ankylose gibt noch ein brauchbares Glied.

§ 213. Bei der Resektion eines Metakarpophalangealgelenkes macht man dicht neben der Strecksehne am leicht gebeugten Finger einen dorsalen Längsschnitt, schiebt diese Sehne zur Seite, um die Gelenkenden vom Perioste zu befreien und sie mit der Drahtsäge oder der Hohlmeißelzange zu entfernen. Ebenso verfährt man bei der Resektion einzelner Fingergelenke.

§ 214. Auch bei der Behandlung der Schußfrakturen der Hand- und Fingerknochen ist auf strenge Asepsis wegen der Phlegmonengefahr zu achten. Man reponiert luxierte Knochenteile, trägt gequetschte und zerrissene Gewebe ab, legt Sehnen- und Nervennähte an und sorgt für guten Abfluß der Wundsekrete. Ein aseptischer Trockenverband event. mit Schieneneinlage und vertikaler Suspension (in der ersten Zeit) reichen aus. Primär reseziert man zertrümmerte Knochenstücke, sekundär bei Eiterungen und Nekrosen. Das Endresultat aber sind meist Anchylosen.

Zur Reposition und Retention dislozierter Phalangenschußfrakturen kann man den Finger über einer volaren Bindenrolle beugen, durch einen an beiden Enden geschlitzten Heftpflasterstreifen so fixieren, daß das eine Schlitzende das Handgelenk, das andere die Rolle von der Nagelphalanx des stark gebeugten Fingers bis zum Handgelenk umgreift, der ungeteilte Streifen aber auf dem Fingerrücken verläuft (Clamann).

10. Behandlung der Schußverletzungen der unteren Extremitäten.

a) Der Beckenschüsse.

§ 215. Blutstillung. Berüchtigt sind die Beckenschüsse wegen der Nachblutungen.

Man versucht erst die Tamponade des Schußkanals, dann eine Unterbindung in loco necessitatis nach Erweiterung der Wunden. Im Notfalle müßte man zur Ligatur der Art. glutaea greifen. Bei der Ligatur der Art. glutaea superior: Bauchlage, Becken erhöht, Bein leicht abduziert, 8—10 cm langer Schnitt von der Spina ilei post. sup., den Fasern des Musc. glutaeus maximus folgend zum Halbierungspunkte der Linea intertrochanterica posterior, Fasern des M. glutaeus maximus und medius stumpf auseinander gedrängt, und die Arterie dicht am oberen Rande des For. ischiadicum zwischen Musc. pyriformis und glutaeus medius unterbunden. Darunter liegt die fixierte Vene, darüber der Nerv. Bei der Art. glutaea inferior (ischiadica): Dieselbe Lage, Schnitt von derselben Länge, doch etwas unterhalb der Spina ilei poster. inferior beginnend, parallel den Fasern des Glutaeus maximus zum Tuber ischii verlaufend, Muskelfasern auseinander gedrängt, oberhalb des Ligam. tuberoso-sacrum verläuft die Arterie am unteren Rande des Musc. pyriformis neben der Art. pudenda communis, dem Nerv. ischiadicus und cutaneus femoris posterior über dem Ligam. spinoso-sacrum. Die Art. pudenda interna liegt mehr medianwärts von der Art. ischiadica auf der Rückfläche der Spina ischii.

§ 216. Weichteilschüsse und Beckenfrakturen ohne Komplikationen werden unter aseptischer Okklusion zuwartend behandelt. Zur Fixierung der Fragmente legt man Beckengurte an, schiebt Sandsäcke und Sprenkissen unter und verhindert durch Schienen das Auswärtsrotieren des Beines. Sehr mißliche und häufige Komplikationen sind gleichzeitige Verletzungen der Blase oder des Mastdarmes oder beider (siehe diese). Läuft Urin und Stuhl aus den Wunden ab, so sind eine dem Abfluß günstige Lage, häufiger Verbandwechsel, gut aufsaugendes Verbandmaterial, aseptische Streupulver (zur Verhütung von Ekzemen) angezeigt. In der vorantiseptischen Zeit war die Osteomyelitis purulenta bei Beckenschüssen sehr gefürchtet. Sie ist heute bei strikter Asepsis ausgeschlossen. Eiterung aber kommt häufig vor. Sie führt leicht zu Senkungen, septischem Fieber und Retentionen, die Wundererweiterung, Anlegung von Gegenöffnungen, Drainage erfordern. Sehr mißlich sind sie besonders zwischen Blase und Mastdarm, weil man ihnen nur durch Trepanation resp. Resektion der Knochen beikommen kann. Daher bleiben nach Beckenschüssen oft langjährige Fistelbildungen zurück. Sehr übel ist auch die Komplikation durch intraperitoneale Dünndarmverletzungen (siehe § 163), während begleitende Dickdarmschußwunden wiederholt zur Ausheilung gekommen sind.

b) Behandlung der Schußverletzungen der Oberschenkelgefäße.

§ 217. Arterienwunden:

Ligatur der Art. iliaca communis: Lage auf der gesunden Seite: Hochlagerung des Beckens, Kissen zwischen Rippen und Crista ilei, 10 cm langer Hautschnitt, 3 cm nach innen und unten von der Spina anter. superior ossis ilei beginnend und nach innen konkav aufsteigend bis nahe an den letzten Rippenbogen, Durchtrennung der Fascia superficialis, der drei Bauchmuskeln und der Fascia transversa bis zur Freilegung des Peritoneum (kenntlich durch grauweiße Farbe, Eingeweide schimmern durch), Peritoneum mit den Fingern nach innen gegen den Nabel abgedrängt und gegen den inneren Wundrand mit dem Ureter und der Spermatica interna gezogen und hier fixiert (die Arterie liegt am inneren Rande des Musc. ileopsoas, die Vena iliaca sinistra an ihrer Innenseite, die dextra hinter ihr).

Verfolgt man die Iliaca communis bis an die Wirbelsäule, hart an ihr und von ihr das Peritoneum abstreifend, so kommt man zwischen dem 4.—5. Lendenwirbel an die Aortenbifurkation und legt dicht darüber den Faden unterhalb des Abganges der Art. meseraica inferior an. Geht man von der Iliaca interna nach dem Schenkel zu, so kommt man an die Art. hypogastrica dicht unterhalb der Teilungsstelle, lateralwärts liegt die Vena iliaca externa, hinter der Arter. die Vena hypogastrica.

Für die Ligatur der Art. iliaca externa beginnt der 8—10 cm lange Schnitt 1 cm oberhalb des Lig. Poupartii und verläuft von der Mitte desselben und diesem parallel bis etwa 3 cm einwärts von der Spina ilei anter. super.; Durchtrennung der Fascia superficialis, der drei Bauchmuskeln (Schonung des Nervus ileoinguinalis) und der Fascia transversa (der Samenstrang wird nicht entblößt), Ablösung des Bauchfells mit den Fingern von der Fascia iliaca (nicht dieser selbst!) und Hochschieben desselben gegen den Nabel hin, bis die hart auf dem Knochen und neben dem M. psoas liegende Arterie (nach innen die Vene, nach außen der Nervus femoralis; der Nervus spermaticus externus läuft quer über die Arterie fort) zu fühlen ist. Diese Operation wird heute mit Recht der Ligatur der Art. femoralis unter dem Ligam. Poupartii vorgezogen, weil, da keine zentralwärts gelegenen Aeste vorhanden sind, die Thrombusbildung sicherer ist.

Ligatur der Art. femoralis oberhalb der Profunda: Bein nach außen rotiert, 8 cm langer Schnitt 2 mm oberhalb des Lig. Poupartii in der Mitte zwischen Spina anter. super. und Symphyse beginnend, gerade nach unten geführt, Durchtrennung der Fascia superficialis, Beiseiteschieben (event. Exstirpation) der Lymphdrüsen, Spaltung der Fascia lata, Eröffnung der Gefäßscheide 1 cm unterhalb des Lig. Poupartii (um die Art. circumflexa ilei, Epigastrica infer., profunda noch mit zu verschließen; Vena femor. an der Innenseite, Nerv. femor. an der Außenseite); unterhalb der Profunda: Bein nach außen rotiert, Hautschnitt 5 cm lang am inneren Rande des Musc. sartorius (in einer von der Spina ilei anter. super. nach dem Condylus internus femor. gezogenen Linie) etwa 8—10 cm unterhalb des Lig. Poupartii beginnend, der Rand des Musc. sartorius (Faserzug von oben und außen schief nach unten und innen) wird frei gelegt und nach außen verzogen, die Gefäßscheide eröffnet (Vene nach innen und hinter der Arterie, Nerv. cruralis nach außen).

Im 3. Viertel des Oberschenkels: am flektierten Beine Schnitt am äußeren Rande des M. sartorius, dessen Scheide gespalten wird, bis der weißglänzende Sehnenstreifen, der sich von den Adduktoren zum Quadriceps zieht und die vordere und obere Wand des Adduktorenkanals bildet und durch den die Gefäße treten, sichtbar wird. Diesen durchschneidet man und nun sieht man darunter den Gefäßstrang: auf der Arterie den Nerv. saphenus, hinter ihr die Vena femoralis, oberhalb und mehr nach innen die Vena saphena.

§ 218. Bei Venenwunden verfährt man wie bei denen der Arterien. Auch vor einer Ligatur der Vena femoralis communis braucht man sich nicht zu scheuen. Der Ligatur folgt Einwicklung des Gliedes von unten nach oben, Hochlagerung und Fixation.

c) Schußverletzungen des Hüftgelenkes

§ 219. kommen direkt und indirekt (bei Beckenschüssen, Schußfrakturen des Oberschenkels), kompliziert (mit Verletzungen der Blase, des Mastdarms, der Gefäße und Nerven) und isoliert (oft mit blinden Schußkanälen) vor. Danach richtet sich ihre schon im ganzen sehr ungünstige Prognose. Die Diagnose ist oft garnicht zu stellen, da Symptome, besonders Funktionsstörungen, kurz nach der Verletzung fehlen können. Der anatomische Verlauf des Schußkanals macht die Hüftgelenksverletzung wahrscheinlich. In zweifelhaften Fällen nimmt man stets die schlimmere Verletzung an. Man verhält sich abwartend bei guter Fixation des Gelenkes. — Auf dem Schlachtfelde bindet man die extendierten und adduzierten Schenkel aneinander bei starker Polsterung zwischen Knie- und Fußgelenken, im Lazarett wendet man die Extension an mit starker Belastung, später erst, wenn die Wunden geheilt sind, folgt eine Gipshose in Abduktion. Die Extension wird vor dem Verbande angelegt; die Wunden werden mit den Pflasterstreifen so umgangen, daß sie frei bleiben.

Ein 6—8 cm breiter Heftpflasterstreifen wird zu beiden Seiten des Oberschenkels möglichst hoch oben, dicht unter dem Gelenke beginnend,

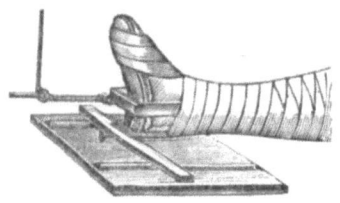

Fig. 42.

so angelegt und mit einer Flanellbinde befestigt, daß er unter der Fußsohle einen Steigbügel bildet, in welchen 5 cm von dieser entfernt ein

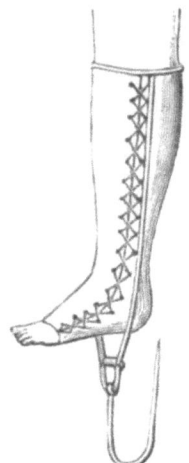

Fig. 43. Extensionsstrumpf.

Brettchen eingelegt wird, welches durch ein zentrales Loch die Schnur zur Extension trägt. Der Fuß liegt auf einer T-Schiene mit einem gut gepolsterten Hackenausschnitt, welche auf einem Schleifbrette sich hin-

Behandlung der Schußverletzungen des Hüftgelenkes. 137

und herbewegen kann (Fig. 42). Nach einigen Stunden erst hängt man die Gewichte an einer Schnur, die über Rollen am Bettende läuft, an (5 bis 10 Pfund und allmählich steigend mehr). Sandsäcke zu beiden Seiten fixieren das verletzte Bein. Die Kontraextension geschieht durch Höher-

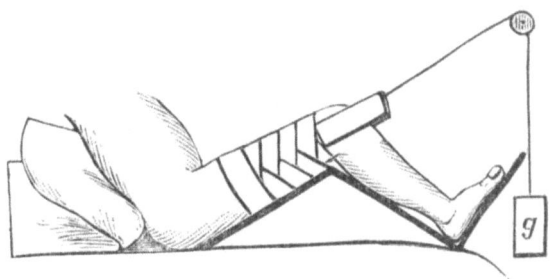

Fig. 44. Extension über doppelt geneigter schiefer Ebene.

stellen des Bettes am Fußende (Mauersteine). Patient ruht auf einer guten Matratze, da man den Hamilton-Volkmannschen Heberrahmen im Felde nicht hat. Fig. 43, 44, 45 stellen Modifikationen des Extensionsverfahrens da, aus der Abbildung leicht verständlich.

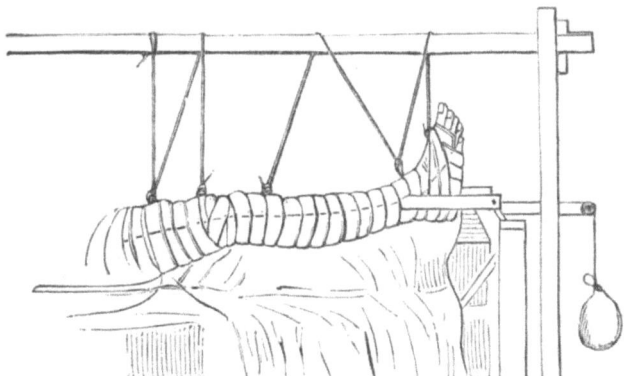

Fig. 45. Extension mit Suspension im Gipsverbande.

Kommt es zur Eiterung, so räumt man das Gelenk mit einem Resektionsschnitte aus und drainiert. Bei starker Eiterung ist die Resectio coxae geboten, doch darf der zu erzeugende Knochendefekt nicht den Trochanter minor überschreiten (sonst ist die Exartikulation vorzuziehen).

138 Behandlung der Schußverletzungen des Hüftgelenkes.

§ 220. Bei der Resectio coxae verfährt man nach Langenbeck: Lage des Patienten auf der gesunden Seite bei Hüftbeugung von 45° und leichter Adduktion, Richtung des Schnittes in einer Linie, deren Verlängerung vom Trochanter aus die Spina ilei posterior des Darmbeines treffen würde, auf der Mitte des Trochanter major beginnend und bis auf den Knochen dringend, 10—12 cm lang nach oben und unten sich erstreckend, wobei die Glutäen in der Tiefe in der Richtung der Längsachse des Schenkelhalses durchtrennt und die Kapsel mit dem äußeren Teile des Pfannenrandes bloßgelegt wird. Das Darmbein muß unter der Linea glutaea anterior, 2 Finger breit oberhalb der höchsten Ausbuchtung der Incisura ischiadica getroffen werden. Bei weitem Auseinanderhalten des Schnittes werden sämtliche Muskeln vom Trochanter major mit dem Messer in kurzen Zügen in Verbindung mit der Schenkelfascie und dem Perioste abgelöst. Ein longitudinaler Schnitt am Schenkelhalse spaltet die Kapsel und das Periost; Ablösung derselben mit den Ansätzen des Obturator externus mit Elevatorium oder Messer, Spaltung des Labrum cartilagineum, Adduktion des Schenkels und Rotation nach innen, Durchtrennung des Lig. teres mit einem schmalen, von hinten und außen in die Pfanne eingeführten Messer, Luxation des Kopfes und Absägung desselben, so weit er krank ist (Giglische Drahtsäge). Zur besseren Drainage wird ein Stück des hinteren und oberen Randes der Pfanne mit dem Meißel entfernt (Fig. 9, g). Je nach der Lage der Wunde kann man auch den vorderen Längsschnitt von Lücke und Schede wählen: Beginn dicht unterhalb und einen Finger breit nach innen von der Spina anterior und nun gerade abwärts 10—12 cm, innerer Rand der Mm. sartorius und rectus frei gelegt und die Muskeln nach außen verzogen, stumpf bis zum äußeren Rand des Musc. ileopsoas vorgedrungen, Muskeln nach innen verzogen, Bein flektiert, abduziert, nach außen rotiert und nun weite Eröffnung der Gelenkkapsel, Schenkelhals isoliert freigemacht und durchsägt, Limbus cartilagineus und Lig. teres getrennt, und Schenkelkopf herausgeholt.

Kocher verwandelt den Textorschen Bogenschnitt (Fig. 9 A, h) in einen Winkelschnitt, der von der Basis der Außenfläche des Trochanter major zum vorderen Rande der Trochanterspitze schräg aufwärts steigt und von hier winklig abbiegt, um in der Richtung der Fasern des Glutaeus maximus schräg nach oben und hinten zu verlaufen. (Für partielle Resektionen geeignet.)

Nachbehandlung: reichliche Drainage, aseptische Tamponade, der aseptische Verband (Krüllgaze, Mooskissen oder Watte) muß von der Mitte des Oberschenkels bis zum Nabel reichen, den Anus frei lassen, auch die Harnentleerung nicht behindern. Nur bei sicherer Asepsis könnte man nähen und einen okklusiven Gipsverband (Gipshose) in Ab-

Behandlung der Oberschenkelschußfrakturen. 139

duktion anlegen. Extension in derselben Stellung ist vorzuziehen für die Wundpflege, doch sollte man sie auch nicht zu lange anwenden, damit sich der kleine Trochanter in die Pfanne stellt. Verbandwechsel siehe § 56. Ein Gurt, an dem sich Patient zur Defäkation aufrichten kann, muß über dem Bette angebracht werden. Passive Bewegungen soll man nicht zu frühe und nicht forziert versuchen, obwohl aktive Beweglichkeit das erwünschte Ziel ist. Gehversuche werden im Wasserglasverbande unternommen. Vorher übt man aktive Bewegungen mit Pendeln, dann mit Flexion, Strecken, Spreizstellungen. Elektrizität und Massage, die Thermen von Wiesbaden, Rehme, Kissingen unterstützen die Mobilisierung. Ankylosen soll man bestehen lassen. Bei Schlottergelenken mit kräftiger Muskulatur helfen Stützapparate. Sind aber die Muskeln atrophisch, so ist das Bein unnütz. —

§ 221. Die Exarticulatio coxae wird im Felde am besten nach einer präliminaren Oberschenkelamputation im oberen Drittel mittelst zweizeitigen Zirkelschnittes oder eines vorderen großen und hinteren kleineren Hautmuskellappens an dem auf den Tischrand gezogenen Patienten und nach Anlegung der Umschnürung in Form einer Spica coxae verrichtet. Zu unterbinden sind Art. und Vena femoralis, Art. profunda und circumflexa femoris und viele Muskeläste. Nun löst man den Schlauch und führt von der Spitze des Troch. maj. einen Längsschnitt herab bis in die Amputationswunde, löst den mit der Knochenzange gefaßten Knochen aus den Weichteilen subperiostal unter Abduzieren und Rotieren, dann aus dem Gelenke.

d) Behandlung der Schußfrakturen des Oberschenkels.

§ 222. Die Prognose hängt in erster Linie ab von der Beschaffenheit der Weichteilwunden und der Möglichkeit einer strengen Asepsis. Doch auch eine gute und sichere Fixierung der Bruchenden trägt viel zum guten Verlaufe bei. Bei beschränkten Knochen- und Weichteilverletzungen macht man einen okklusiven Gipsverband über einem okklusiven antiseptischen der Weichteile, worin man Hüft- und Kniegelenk feststellt (also einen Beckengurt bei Schußfrakturen im unteren Drittel, eine Gipshose bei solchen in der Mitte und im oberen Drittel). Man verstärkt ihn durch Einlagen von Schusterspan (wenn nötig): eine Schiene seitlich von den Rippen bis zum äußeren Fußrande, eine hinten von der Lendengegend über die Nates bis zum Tendo Achillis, eine innere vom Schamberge bis zum inneren Fußrande reichend. Gipsschienenverbände sind auch sehr zu empfehlen (§ 23). Sind die

Wunden und Splitterungen groß, so wendet man die Extension an (hohe Belastungen bis zu 20—30 Pfund in allmählicher Steigerung sind nötig), zu der man, um Difformitäten auszugleichen, noch Schienen oder Gipshülsen fügt (Fig. 44, 45). Man probiert, in welcher Lage sich die Fragmente am besten zusammenfügen und verfährt danach. Die Chloroformnarkose ist förderlich bei der Anlage solcher Verbände. Damit das

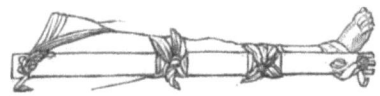

Fig. 46. Extensionsschiene Desault-Liston.

Kniegelenk nicht durch übermäßig hohe und lange Distension schlottrig wird, muß die Extension über demselben angreifen oder doch dies Gelenk in leichter Flexion gehalten werden (Fig. 44). Unter den empfohlenen Extensionsschienen sind die

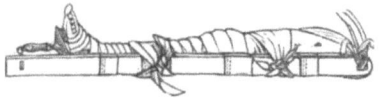

Fig. 47. Zerlegbare Schiene zur Extension nach Esmarch.

von Liston, Esmarch angegebenen der Drahthose weit vorzuziehen, weil sie Raum für die Wundbehandlung geben. Besonders zu empfehlen sind bei starker Eiterung schiefe Ebenen,

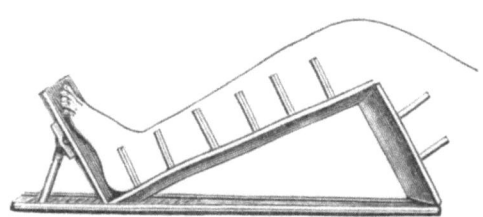

Fig. 48. Doppelt geneigte schiefe Ebene.

in denen man Ausschnitte für die Wundpflege anlegt (Fig. 48). Haga fürchtet wohl mit Unrecht eine Vermehrung der Eiterung durch die Extension, doch soll man auch die Extension nicht

Behandlung der Oberschenkelschußfrakturen. 141

zu lange anwenden und nach der Heilung der Wunden durch Gipsverbände ersetzen.

Bei starker Zerschmetterung und großen Wunden sollte man amputieren, besonders wenn Eiterung hinzutritt. Will man noch konservativ verfahren, wobei man freilich den Patienten meist vergeblich quält, oder ihm zu einem unbrauchbaren Gliede verhilft, so kann man ihn nach Pott lagern (Flexion des kranken Beines in der Hüfte und im Knie, Abduktion desselben, bis es ganz auf der Matratze ruht, während Patient nach der kranken Seite geneigt liegt), oder man läßt es, besonders bei größeren Knochensubstanzverlusten, nur mit Sandsäcken und Schienen im Verbande gestützt, auf der Matratze liegen, damit sich die Muskeln zurückziehen, die Fragmente einander nähern können (Simon). Beide Verfahren setzen aber einen baldigen Uebergang zum fixierenden Verbande voraus, sonst wird ein difformes oder unbrauchbares Glied erzielt. Die Heilung dauert, wenn Eiterung eintritt, 6 Monate, auch Jahre. Profuse Eiterungen, Phlegmonen, Nekrosen der Bruchenden von größerem Umfange, schwere Nachblutungen, Sepsis indizieren die Amputation. Bei beschränkteren Eiterungen könnte man erst die aseptische Ausräumung versuchen. Verbandwechsel siehe § 56. Nur beschränkte Resektionen in· der Kontinuität lohnen sich, der Knochenersatz am Oberschenkel ist schlecht. Ueber die Entfernung der Sequester siehe § 56. Danach bleiben meist größere Knochenhöhlen zurück. Zu ihrem Verschlusse sind empfohlen:

Jodoformknochenplombe (Mosetig: geglühter Knochensand mit Jodoform gemischt), Einpflanzung eines gestielten Hautperiostlappens (Lücke), ausgiebige Abmeißelung der Knochenhöhle, so daß nur eine dünne Knochenspange zurückbleibt (Riedel), Einschlagen gestielter Hautlappen aus der Nachbarschaft (Goldmann). — Diese Methoden haben gleichen Wert, man wählt daher das leichteste und für den Fall geeignetste aus.

Es ist ein weiter und gefahrvoller Weg, den man mit solchen Patienten zu gehen hat. Zur Nachbehandlung dienen Gehverbände, Taylorsche Schienen etc. Große Not macht den Kranken die Mobilisierung des Kniegelenkes durch Massage, Uebungen, Bäder, hydropathische Umschläge etc. Es dauert oft Monate, ehe man die Patienten wieder auf die Beine bringt. Hydrops genu ist durch Kompression und

Punktion zu beseitigen. Atrophien der Muskeln erfordern die Anwendung der Elektrizität.

§ 223. Seltener als am Oberarme werden die großen Nerven verletzt, oder in Kallusmassen eingeschlossen. Man sucht sie auf zur Naht:

Den Nerv. cruralis: Hautschnitt in der Plica inguinalis etwas nach außen von der Unterbindungsstelle der Arteria femoralis, Durchtrennung der Fascie auf der Hohlsonde, Bloßlegung, Lockerung, Naht durch die Scheide des Nerv. cruralis.

Den Ischiadicus: Bauchlage des Patienten, Schnitt von 7 cm Länge parallel dem Faserverlaufe des Nerven zwischen Trochanter major und Tuber ischii, Spaltung der Fascie, Muskelränder auseinandergezogen.

§ 224. Die Amputatio femoris im oberen Drittel verrichtet man meist mit dem Ovalärschnitt: Er beginnt mit einem Längsschnitt an der Außenseite des Femur, welcher gleich bis auf den Knochen vordringt, die tiefste Stelle des Ovalärschnittes liegt somit an der inneren Seite des Femur (s. § 35). Unterbunden werden Art. und Vena femor., die Art. profunda, Aeste der ischiadica und circumflexa. Der Ovalärschnitt erschwert die Unterbindung, daher ist doch oft dem Zirkelschnitte im Felde der Vorzug zu geben.

Im mittleren Drittel macht man den zweizeitigen Zirkelschnitt mit dem Boyerschen Kegel: Hautschnitt und Muskeldurchtrennung wie beim Petitschen Schnitte, doch werden die Muskeln schichtweise durchschnitten mit starker Retraktion der Haut und der jedes Mal zirkulär durchschnittenen Muskelschicht mit scharfen Haken. Ehe die letzten Schichten dicht auf dem Knochen durchtrennt werden, streift der Operateur die durchschnittenen Muskellagen mit der linken Hand nach oben zurück, und durchtrennt nun erst die tiefen Muskeln und das Periost, schiebt dann die ganze Muskelperiostmanschette noch 2 cm nach oben mit dem Elevatorium zurück, um hier erst abzusägen. So erhält die muskuläre Bedeckung die Form eines Trichters, dessen Spitze am Knochen, dessen Basis der Hautzirkelschnitt bilden. Zu unterbinden sind Femoralis, Profunda und ihre Aeste. Man kann auch bei starker Muskulatur zwei Längsschnitte anlegen, an der äußeren und inneren Seite, so bildet sich die Manschette leichter (s. § 32).

Läßt die Lage und Beschaffenheit der Wunde den Lappenschnitt brauchbarer erscheinen, so macht man einen vorderen größeren (so langen wie der Glieddurchmesser, so breiten als die gute Hälfte des Gliedumfangs) abgerundet viereckigen, aus Haut, subkutanem Bindegewebe und Fascie bestehenden Lappen aus der vorderen Fläche des Gliedes, und einen hinteren kleineren mit einem halben Zirkelschnitte bei stark zurückgezogener Haut und vollendet die Amputation mit einem zweizeitigen Zirkelschnitte. von Bruns nimmt in den vorderen Lappen auch noch ein Muskelpolster hinein und bildet ihn durch Abhebung einer großen Haut- und Muskelfalte mit sägenden Zügen von der Spitze nach der Basis.

Ebenso verfährt man im unteren Drittel. — Sehr gute Prothesen für die Exarticulatio und Amputatio alta femoris haben Hoeftmann, auch Hoch und Hunzinger (Koeln), Eschbaum (Bonn), Ersatz für die tieferen Amputationen Pfister, Erfurth-Geffers, Nyrop und Engels (Hamburg) angegeben.

e) Behandlung der Schußverletzungen des Kniegelenkes.

§ 225. a) Blutstillung.

Ligatur der Art. poplitea: 1. Von der Innenseite am unteren Ende des Oberschenkels in dem zwischen dem Adductor magnus nach oben und dem Sartorius und Gracilis nach unten begrenzten Jobertschen Dreieck: Rückenlage, Knie gebeugt, Bein stark nach innen rotiert, Hautschnitt parallel dem Sartorius, präparierend bis auf die Fascia lata, die gespalten wird, nun sinkt der Sartorius nach unten und die Sehne des Adductor magnus erscheint, an der die Gefäße liegen. 2. Tiefer unten in der Fossa poplitea: Bauchlage, Knie gestreckt, Hautschnitt am äußeren Rande des Musc. semimembranosus 8 cm durch die Kniekehle herabsteigend, Spaltung der Fettschicht und Faszien bis auf den Nerv. tibialis, seitliche Verschiebung desselben, hinter ihm und medialwärts liegt die Vene, hinter dieser und noch mehr medialwärts die Arterie. Diese Methode wird wenig geübt, weil die Narbe in der Kniekehle störend wirkt.

b) Konservative Behandlung der Gelenkwunde.

§ 226. Bei kleinen äußeren und wenig umfangreichen Knochenwunden bleibt man bei der aseptischen Okklusion unter einem okklusiven Gipsverbande, bei beträchtlicher Knochenzerstörung und geringer Difformität und größeren Ausschüssen legt man einen aseptischen Verband an: Krüllgaze — Mooskissen etc. und fixiert vorläufig in Schienen, die man in den Verband legt, auch Blechladen. Sind die Fragmente stark disloziert, eine bemerkenswerte Difformität vorhanden, so erweitert man und extrahiert lose, koaptiert difforme Splitter, reinigt trocken und verbindet aseptisch wie oben. Tritt beschränkte Eiterung ein, so erweitert man die Wunden, räumt das Gelenk aus, drainiert und verbindet aseptisch. Bei profuser Eiterung und Zerstörung des Gelenkes bleibt nur die Resektion über, wird aber selten freie Beweglichkeit, meist

Ankylose in leichter Flexion erzielen können (Winkel von 170—175°):

§ 227. Zur Erhaltung des Streck- und Bandapparates und des Periostes macht Langenbeck (Fig. 9 B, d, e) an der Innenseite des gestreckten Gelenkes einen 15—18 cm langen Bogenschnitt, welcher 5—6 cm oberhalb der Patella am inneren Rande des Musc. rectus beginnt, mit der Konvexität nach hinten über dem hinteren Rand des Epicondylus internus verläuft und an der inneren Seite der Crista tibiae, 5—6 cm unterhalb der Patella, endigt. Derselbe dringt durch alle Weichteile bis auf den Knochen und in das Gelenk, wobei die Sehnen des Adduktor magnus und sartorius geschont werden. Nun wird das Ligam. laterale internum von seinem Ansatze, die innere Kapselinsertion vom vorderen Rande des Condylus internus bis unter den Vastus internus hinauf abgetrennt und dann unter Beugung und darauf folgender lang-

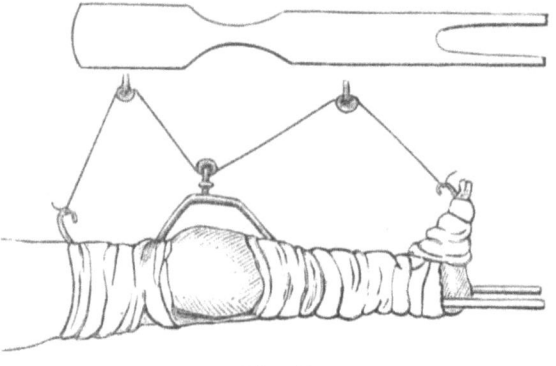

Fig. 49.

samer Streckung des Unterschenkels die Patella umgeklappt, die Ligamenta cruciata durchtrennt, ebenso das Lig. laterale externum und die hinteren Teile der Kapsel bei gebeugtem Knie. Jetzt kann man die Gelenkkörper des Femur und der Tibia herausdrängen und dann senkrecht zur Achse des Gliedes von hinten nach vorn absägen, so viel wie nötig ist, doch auch mit der größten Beschränkung auf das Nötigste. Die Sägeflächen kann man durch Knochennaht oder Nagelung an einander befestigen. Muß die Patella dabei entfernt werden, so wird der Rand ihrer Knorpelfläche mit dem Messer umschnitten und dieselbe dann mit dem Elevatorium aus ihrer periostalen Einhüllung, welche mit dem Ligam. patellae und den Strecksehnen in Verbindung bleibt, herausgelöst. Die Schnitte von Textor (Fig. 9 B, a b c) (im leichten, nach dem Fuße zu

Behandlung der Schußverletzungen des Kniegelenkes. 145

konvexen Bogen von einer Seite zur andern durch das Lig. patellare etwas über dem Ansatze der Patella gehend, besser noch dieses mit der Tuberositas durch den Meißel ablösend, um es nachher wieder anzunageln [von Bergmann]), von Volkmann (die Patella wird in der Mitte quer durchsägt), von Hahn (der Textorsche Bogenschnitt wird nach oben konvex bis über den oberen Rand der Patella verlegt), sind für die Feldpraxis nicht geeignet. Nachbehandlung im aseptischen Dauerverbande unter einem okklusiven Gips- oder guten Schienen-Verbande (Watsons Gabelschiene [Fig. 49], Rosers Drahtschiene, an der die innere und untere Seite in der Kniegegend fehlt, Volkmanns Schiene [Fig. 52]), das Glied wird 24 Stunden hoch gelagert, dann leicht suspendiert. Nachblutungen sind selten, um so öfter Phlegmonen und Eitersenkungen beobachtet.

Die ersten Gehversuche werden in Verbänden gemacht. Die Atrophie des Quadriceps erfordert oft lange Anwendung der Elektrizität und der Massage.

§ 228. Exarticulatio genu. Lappenschnitt: Knie stark flektiert, die Sohle des Fußes auf der Tischplatte stehend, Längsschnitt (5 Querfinger lang) bei stark gespannter Haut auf der Vorderfläche zu jeder Seite des Gelenkes vom Epicondylus an dem Unterschenkel senkrecht herab bis 4 Finger breit unter der Tuberositas tibiae, verbunden durch einen Querschnitt an ihren Endpunkten, Hochpräparieren des 4 eckigen Lappens mit dem gut geschonten subkutanen Bindegewebe bis zum oberen Rande der Patella, Durchschneidung der Ansätze des Quadriceps, der Kapsel, der Seitenbänder an der Basis des Lappens (dicht oberhalb der Patella), unter starker Flexion des Kniegelenkes Durchschneidung der Ligamenta cruciata, Herumführen des Messers hinter die Tibia und Fibula und mit langen sägenden Zügen dicht am Knochen ein hinterer, kurzer Lappen gebildet; Exstirpation der Gelenkkapsel (wenn sie krank ist). Andere Chirurgen bilden einen langen hinteren Lappen und gehen vorn unterhalb des Ligam. patellae in das Knie. (Der große Lappen wird leicht nekrotisch.)

Der Zirkelschnitt wird bei gestrecktem Kniegelenk 8 cm unter der Tuberositas tibiae geführt, die Haut bis zum unteren Rand der Patella zurückpräpariert, das Knie flektiert, das Gelenk eröffnet, die Ligam. cruciata durchschnitten, das Knie gestreckt und die übrigen Weichteile von vorn nach hinten durchtrennt, die Patella nachträglich exstirpiert. Die Wunde kann der Quere oder der Länge nach genäht werden. Unterbunden werden: Art. und Vena poplitea, Art. tibiales, surales und circumflexae genu.

Beide Methoden geben einen wenig brauchbaren Stumpf. Zum Ersatz hat man daher die Amputation im unteren Drittel des Femur, die auch eine bessere Prognosis ad vitam gibt, als die suprakondyläre Amputation empfohlen (mit größerem vorderen und kleinerem hinteren Lappen, oder eines solchen von der vorderen medialen Seite, Absägung

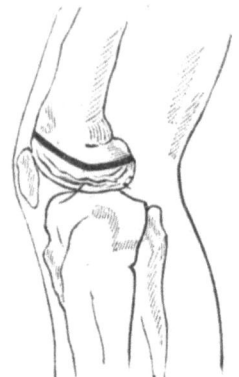

Fig. 50. Operation nach Carden.

des Femur über den Kondylen), auch die transkondyläre (ein vorderer Lappen bis zur Tuberositas tibiae, ein hinterer bis zum Tibia-Fibular-

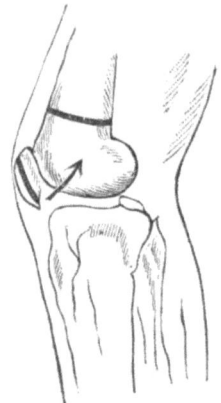

Fig. 51. Operation nach Gritti.

Gelenke reichend, die Kondylen des Femur in ihrer größten Breite bogenförmig [nach unten konvex] abgesägt[Fig. 50]), doch haben auch sie nicht immer zum Ziele geführt. Daher macht Gritti einen nicht zu großen vorderen und kleineren hinteren Lappen, läßt die Patella in ihm, trägt dann eine Knochenplatte etwas unterhalb der Epikondylen bis zur totalen Entfernung der Knorpelfläche ab, macht mit der Stichsäge die Rückfläche der Patella ebenso wund und klappt den Lappen mit der Patella auf das angefrischte Kondylenende, so daß erstere fest auf diesem ruht; Nähte des Randes der Patella an das Periost des Femur oder an tiefe Fascienteile. Elfenbeinstifte zu ihrer Befestigung (Hahn) sind überflüssig. Bier benutzt zur Bedeckung des Knochenstumpfes Seitenstücke des Femur, Ssabanejeff solche des Tibiakondylus im Periostknochenlappen, doch sind diese wirksamen Methoden zu schwierig für die Feldpraxis gegenüber der Grittischen (Fig. 51).

§ 229. Beim Hämarthros infolge von Kontusion des Kniegelenkes stellt man das Gelenk in erhöhter Lage ruhig und wendet einige Tage Eisblase resp. hydropathische Fomente, auch Kompressionsverbände, wobei man die Gefäßseite durch eine gut gepolsterte Schiene schützt, an. Vom dritten Tage ab ist die Massage indiziert:

Man beginnt damit nach der Verletzung erst mit leichten Friktionen des Gelenkes (5 Minuten, 2 mal täglich) mit den Fingerspitzen von unten nach oben gerichtet und so schwach, daß kein großer Schmerz dabei entsteht. In den nächsten Tagen schon kann man den Druck verstärken und die Sitzung mehr und mehr ausdehnen. Nach jeder Massage werden passive Bewegungen in allen physiologischen Richtungen derselben vorgenommen; dann hydropathische Umschläge. Nach 8—14 Tagen fängt Patient an mit Unterstützung aktive Bewegungen zu machen. Auch lohnt nun die Anwendung des konstanten Stromes.

§ 230. Bei sehr hartnäckigen oder stark spannenden Blutextravasaten aber kann man das Gelenk aseptisch punktieren:

Am unteren Rande der Patella seitlich ein dicker steriler Troikart zwischen Patella und Kondylen eingestochen, nun drängt man sich die Flüssigkeit mit der linken Hand von oben, innen und unten her entgegen. Festere Massen könnte man erst durch Einspritzung von 1 $^0/_{00}$ Sublimatlösung zu erweichen suchen, besser aber ist es, man inzidiert, räumt aus und näht die Wunde wieder zu.

Nun folgt ein Kompressionsverband gegen eine in der Kniekehle gelegene gut gepolsterte Schiene mit einer Gummibinde.

Tritt eine Vereiterung des Hämarthros ein, so muß man die Drainage des Gelenkes versuchen:

Einschnitte zu beiden Seiten der Patella 2—3 cm lang, Einlegen von Drains, Befestigung derselben durch Nähte, Ausspülen mit warmem Salzwasser, dann mit 1 $^0/_{00}$ Sublimatlösung, bis alles rein abläuft. Aseptischer Kompressionsverband, Lage in einer Schiene. Die Prozedur wird erneuert, sobald der Verband durchtränkt ist. Bei schlimmeren Fällen drainiert man auch die Bursa extensorum. Schlägt dies fehl, so müßte man das Gelenk weit eröffnen und drainieren, oder resezieren. —

f) Isolierte Schußfrakturen der Patella

§ 231. kommen kaum zur Beobachtung. Man müßte versuchen, die Fragmente durch Lagerung, Pflasterverbände, so gut es geht, zu reponieren und fixieren. Knochennähte anzulegen, lohnt kaum der Mühe. Lose Splitter extrahiert man. Auch kann man die ganze Patella auslösen.

g) Behandlung der Schußverletzungen des Unterschenkels.

§ 232. Blutstillung.

Lig. der Art. tibialis antica. Im oberen Drittel des Unterschenkels: (Plantarflexion des Fußes, Unterschenkel leicht nach innen rotiert): 8 cm langer Hautschnitt, 2 Querfinger breit von der Tuberositas beginnend und 1 Finger breit von der Crista tibiae am äußeren Rande des Musc. tibialis nach abwärts laufend, Durchtrennung der Fascie, nun

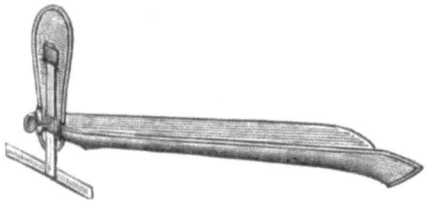

Fig. 52. Volkmannsche T-Schiene.

unter Dorsalflexion des Fußes stumpfes Eindringen zwischen Musc. tibialis anticus und Ext. digitor. communis longus bis auf das Lig. interosseum, Auseinanderziehen dieser Muskeln, in einer hellen Scheide liegen Art., 2 Venen und Nerv. peroneus profundus, Hervorziehen des Paketes auf der Deschampsschen Nadel, Isolierung der Arterie.

An der Grenze des mittleren und unteren Drittels und im unteren Drittel dient dasselbe Verfahren. Man dringt in die Tiefe, bis man die Sehne des gefiederten Musc. extens. hallucis longus sieht, zwischen ihr und der Sehne des Tib. anticus findet man die Arterie hinter und lateral vom Nerv. peroneus profundus gelegen.

Lig. der Art. tibialis postica. Oberes Drittel: Bein nach außen rotiert, Knie flektiert, Schnitt (in einer Linie, die von der inneren Tibiakante bis zum inneren Rande der Achillessehne geht und halbiert wird) fingerbreit vom medialen Rande der Tibia etwas unter der Tuberositas beginnend, Vena saph. magna zur Seite geschoben, Fascia surae gespalten, der Gastrocnemiuskopf sinkt nach unten, Durchtrennung des

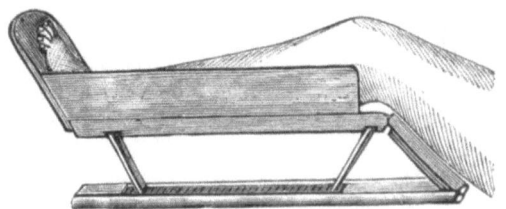

Fig. 53. Heistersche Lade.

Soleus mit Schnitten gegen die hintere Fläche der Tibia gerichtet, bis die tiefe Fascie sichtbar wird, hinter der die von 2 Venen begleitete Arterie liegt.

Im mittleren Drittel: Schnitt bei dorsalwärts flektiertem Fuße 2 cm hinter der medialen Tibiakante in der Höhe des Ueberganges des Gastrocnemius in seine Sehne, Spaltung der Fascie, des unteren Endes des Soleus, unter der tiefen Fascie liegt die Arterie, Nerv. tibialis nach außen von ihr.

In der Knöchelgegend: Bein nach auswärts gerollt, Knie flektiert, Fuß dorsal flektiert, Schnitt fingerbreit über dem Malleolus internus und etwas hinter dessen hinterem Rande in der Mitte zwischen Malleolus und Achillessehne, unter der Fascie (dem Lig. laciniatum internum) liegt die Arterie, doch muß man sich immer am Knochen halten, die Sehnenscheide des Flex. digit. comm. longus und des Flex. hallucis longus, zwischen denen die Arterie liegt, wird nicht eröffnet. —

§ 233. Bei den Schußfrakturen eines einzelnen Knochens am Unterschenkel bildet der andere eine Stütze für den zerschossenen. Die Tibia wird als ein besonders spröder Knochen mehr zersplittert als die Fibula. — Zur provisorischen Fixation genügen alle Arten Schienen (extemporierte: Seitengewehr, Säbelscheide, das Gewehr selbst, Bretter aller Art), zur definitiven ein in der Chloroformnarkose angelegter, unter dem Fußgelenke beginnender und mit einer Spica coxae endender, gut gepolsterter okklusiver Gipsverband.

Auch die Gipshanfschienen leisten Vorzügliches (s. Fig. 35, 38). Peinliche Asepsis ist geboten, denn gefährliche progrediente Phlegmonen entstehen leicht am Unterschenkel. Bei großen Wunden übt man die aseptische Tamponade, dabei kann man die Extension versuchen, sie erleichtert den Wundverband. Die Rotation des Fußes nach außen ist durch Sandsäcke zu verhindern. Auch die Heistersche Lade ist eine geeignete Lagerung (Fig. 53). Tritt Phlegmone ein, so macht man lange Inzisionen, räumt aus, drainiert gut und verbindet aseptisch. Bei Nekrosen der Bruchenden braucht man Kontinuitätsresektionen nicht zu scheuen, die Knochen ersetzen sich gut, doch soll man sich auch hüten, große Knochendefekte zu erzeugen. Gehverbände, in komplizierten Methoden empfohlen, sind für die Feldlazarette zu schwierig anzulegen. Sie bieten aber doch große Vorzüge dar bei Patienten, die nicht lange liegen dürfen (Herz- und Lungenkranken, auch beim Dekubitus). Es sind auch einfachere Verfahren dazu angegeben. Am meisten zu empfehlen ist das Brunssche:

Zwei seitliche Stäbe tragen oben einen Sitzring, unten einen Steigbügel. Das Bein ruht hinten auf einigen breiten Leinwandstreifen, die zwischen den Seitenschienen ausgespannt sind. Der gesunde Fuß trägt hohen Absatz und Sohle, der kranke geht auf dem Steigbügel.

Eiterung und Nekrosenbildung werden nach § 56 behandelt.

§ 234. Zur Amputatio cruris ist von der Tuberositas tibiae herab bis zu den Malleolen, besonders aber an den muskulösen Teilen der 2zeitige Zirkelschnitt angezeigt.

Zirkelhautschnitt, von ihm ab nach oben, der Längsachse des Gliedes parallel, nur durch die Haut bis auf die Fascie (in der Länge von $2/3$ des Dickendurchmessers des Gliedes) ein Schnitt in der Mitte der Wade, Abpräparieren einer Hautmanschette, Durchtrennung der Muskeln an der Manschettenbasis mit Zirkelschnitt, mit schmalem Messer das Spatium interosseum gespalten, wobei jeder Knochen einzeln umkreist wird, Periostmanschette gebildet, nun der mittlere Kopf einer gespaltenen Kompresse in das Interosseum geführt zur Zurückhaltung der Weichteile und vor dem Daumennagel des Operateurs beide Knochen a tempo durchsägt. Unterbunden werden Art. tibiales, peronea. Etagennaht nach Neuber.

An den weniger muskulösen Teilen ist das Verfahren von Bardeleben vorzuziehen (Bildung zweier seitlichen [äußeren größeren und inneren kleineren] Hautperiostlappen): Zirkelschnitt vorn über der Tibia, nicht ganz den halben Umfang des Gliedes einnehmend, von seinen

Endpunkten zwei gegen diese Wunde konvexe Hautschnitte nach hinten oben, die in der Mitte der Wade etwa 3 Finger breit über dem Zirkelschnitte zusammenstoßen, so daß die Form des ganzen Schnittes herzförmig ist. Nun spaltet man vom Zirkelschnitte aus nach oben mit einem senkrechten, 3 Querfinger langen Schnitte am inneren Rand der Tibia Haut, Fascie und Periost und hebt dieselben im Zusammenhange vom Knochen ab bis zur vorderen Kante der Crista tibiae, von der man das Periost vertikal abtrennt. Jetzt hat man 2 ovalgeformte Lappen (einen äußeren mit dem Tibiaperioste und einen inneren kleineren) umschnitten, die abpräpariert werden. Schließlich durchtrennt man an deren Basis die Weichteile mit neuem Zirkelschnitte. Der vertikale Schnitt wird zuerst durch Nähte geschlossen. Unterbunden werden die Art. tibiales, peronea und Muskeläste.

Bier hat die Operation osteoplastisch gemacht: Anfangs setzte er das keilförmig abgesägte untere Stück des Tibiastumpfes quer an das obere Ende, jetzt verrichtet er einen Periostknochenlappen, welcher vom Hautlappen gesondert aus der Tibia gebildet und über die Amputationsfläche der in gleicher Höhe durchsägten Knochen hinweggeklappt wird. Bunge schneidet einen vorderen inneren Lappen aus, dessen Basis nur etwas über der Amputationsstelle liegt. Er enthält eine dünne Lamelle der Tibia. Neuere Erfahrungen haben aber diese Methoden als überflüssig herausgestellt, es genügt, wenn man der Bildung kleiner periostaler und medullärer Wucherungen durch Entfernung des Periosts vom Knochensägeschnitte und Auslöffelung des Markes vorbeugt. Die Patienten machen nachher methodische Tretübungen, aktive Beuge- und Streckbewegungen mit dem Stumpfe. Massage desselben. Die beste Prothese ist eine leichte Kniestelze auf einer gut gepolsterten Lederhülse.

Die aus Leder geformten, durch Stahlschienen gestützten künstlichen Glieder haben leicht zu fixierende Gelenke am Knie und federnde am Fuße, stützen sich auf die Prominenzen des amputierten Gliedes und werden am Schulterriemen getragen. Sie dürfen nur 2—2,5 Kilogramm wiegen (Esmarch, Hoffa, Geffers).

h) Die Schußverletzungen am Fußgelenke, Fuß und Zehen

§ 235. betreffen fast immer mehrere Knochen. Sie bedürfen als sehnenreiche Gebilde wegen der Gefahr septischer Phlegmonen einer besonders sorgfältigen Pflege. Man behandelt unter aseptischer Okklusion in einem Gipsverbande, der Knie- und Fußgelenk feststellt (Fuß rechtwinklig zum

Unterschenkel, so daß die verlängerte Achse des letzteren den Calcaneus in der Gegend des Sustentaculum tali trifft und in der Mitte zwischen Pro- und Supination). Heistersche Lade, Schieneneinlagen im Verbande, Schienen aller Art (Volkmanns T-Schiene) genügen meist bei größeren Wunden. Hochlagerung des Gliedes ist erwünscht. Bei stärkeren Eiterungen macht man Arthrektomie (Resektionsschnitte vorn zu beiden Seiten der Beugesehnen und hinten zu beiden Seiten der Achillessehne), Ausräumung, Drainage. Sind die Gelenkflächen zerstört in größerem Umfange, so wird man ohne eine partielle (günstiger im Resultate) oder totale Resektion die leider! meist sehr umfangreich sich gestalten, da viele Knochen verletzt zu sein pflegen, nicht auskommen.

§ 236. Resektion im Talokrural-Gelenke:

Subperiostal-subkapsuläre Methode Langenbecks (Fig. 9B, h): Der Fuß liegt auf der Innenseite, Längsschnitt (6 cm) am hinteren Rande der Fibula, bis zur Knöchelspitze vor der Peroneussehne verlaufend und direkt das Periost trennend; Abhebelung des Periostes mit den Weichteilen ringsum, sorgfältige Abtrennung des Lig. interosseum (dessen Schonung für die Knochenrestitution sehr wichtig ist) und des Insertionsrandes der Kapsel mit den 3 Bändern durch kurze gegen den Knochen gerichtete Messerzüge; Absägen des skelettierten Knochens (Giglische Drahtsäge), der nun nach außen umgestülpt und vorsichtig vom Lig. interosseum und von den fibulären Bändern dicht an der Spitze befreit wird. Jetzt Lagerung auf der äußeren Seite und dieselben Manöver an der Tibia. Ihr peripheres Stück wird zur Schonung der Sehne des Musc. tibialis posticus und der gleichnamigen Arterie durch kurze, gegen den Knochen gerichtete Messerzüge entblößt. Nun besieht man den Talus, kratzt ihn oder sägt ihn quer ab, wenn er leicht, oder exstirpiert ihn, wenn er schwer verletzt ist. Zu dem Zwecke muß man den Schnitt auf der Tibia so weit nach unten verlängern, daß er das Sustentaculum tali trifft, und noch einen halbkreisförmigen auf das untere, etwa 2 bis $2^1/_2$ cm von der Spitze des hinteren Knöchels entfernte Ende aufsetzen, die Weichteile ablösen, die Gelenkverbindung mit dem Os naviculare und die Bänder des Sinus tarsi durchtrennen. Man entfernt so wenig von den Knochen, wie möglich, doch hat man bei der Fortnahme des ganzen unteren Drittels beider Unterschenkelknochen noch eine gute Leistungsfähigkeit des Beines erzielt.

§ 237. Der obere Teil der Schnitte wird durch die Naht vereinigt, in dem unteren Winkel jeder Seite ein Drain eingelegt. Der Verband umfaßt den ganzen Fuß und Unterschenkel, der Fuß rechtwinklig gestellt in der Mitte zwischen Pro- und Supination, das Glied suspen-

Schußverletzungen am Fußgelenke, Fuß und Zehen.

diert. Zur Fixation sind die Watsonsche Holz- (Fig. 54) oder eine biegsame Aluminiumschiene, auch eine Dorsalschiene zur Suspension (Volkmann) sehr bequem. Es genügt auch die Volkmannsche T-Schiene (Fig. 52), später ein geschlossener Gipsverband.

Die aktiven und passiven Bewegungen beginnt man erst nach der 6. Woche, damit kein Schlottergelenk entsteht. Eine Ankylose im rechten Winkel, von vielen Chirurgen von Anfang an erstrebt, setzt noch einen

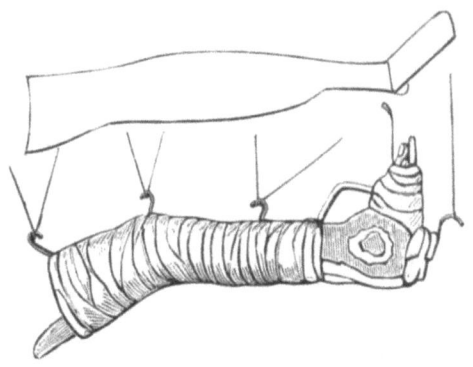

Fig. 54.

sehr brauchbaren Fuß. Der Buschsche Doppelstiefel gibt eine gute Stütze, später genügt ein guter Schnürstiefel.

§ 238. Die Exartikulationen im Fußgelenke.

Die nach Syme benannte Methode ist verlassen, weil sie keinen tragfähigen Stumpf gibt. Man wählt dafür die osteoplastische Exartikulation nach Pirogoff (Fig. 55 p q): Fuß hochgehalten, Knie rechtwinklig flektiert, Querschnitt von Malleolus zu Malleolus durch die Planta pedis (Steigbügelschnitt), nun Fuß gesenkt, abwärts gedrückt und leicht gebogener Dorsalschnitt über das Sprunggelenk von Malleolus zu Malleolus, in den Plantarschnitt mündend. Unter starker und stets zunehmender Plantarflexion des Fußes Herausschälen des Talus aus der Gabel der Malleolen, indem der Operateur immer von den Seitenschnitten aus das Messer mit gleichmäßigen Zügen in den Querschnitt hineinzieht und die Schneide senkrecht gegen den Talus setzt (damit die Art. tibialis postica geschont wird), bis der hintere Rand des Talus zum Vorschein kommt; dann wird der Fuß stark nach abwärts gedrängt, die Säge auf die obere Fläche des Calcaneus aufgesetzt und derselbe genau im Steigbügelschnitte der Haut durchtrennt. Nun werden die Malleolen umschnitten und durchsägt. Tenotomie der Achillessehne ist selten nötig, die Wunde könnte zugleich als Fenster für die Drains dienen. Die Art. tibialis antica und die Endäste der postica werden unterbunden, dann folgt Abtragen der Sehnenstümpfe, Anpassen der Knochenstümpfe (event. Befestigung derselben mit Katgutnähten oder mit Elfenbeinstiften) und Naht der Hautkappe. Patient geht aber recht schlecht auf der hinteren Fläche der Ferse, daher führt Günther den Steigbügelschnitt von den Malleolen schräg nach abwärts und vorn in der Fußsohle, läßt den volaren Querschnitt über das Chopartsche Gelenk, den Dorsalschnitt bis zum hinteren Rande des Kahnbeins verlaufen und sägt die Knochen

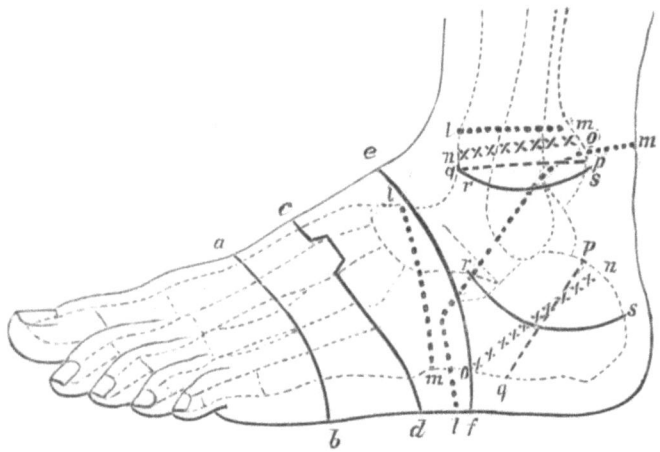

Fig. 55. Exartikulationen des Fußes.
a b mit Resektion der Metatarsalköpfe. c d nach Lisfranc. e f nach Chopart und Syme. p q nach Pirogoff. (o n Günther, r s Bruns.) l m Wladimirow.

von hinten oben nach unten und vorn durch (Fig. 55 o n). Le Fort aber sägt den Calcaneus in horizontaler Richtung durch. Bruns gibt der Sägefläche des Calcaneus eine von hinten nach vorn konkave, der der Unterschenkelknochen aber eine entsprechende konvexe Form, damit die Patienten auf der Fußsohle gehen können. Am meisten zu empfehlen ist das einfache und wirksame Günthersche Verfahren. Ist die Fersenhaut aber nicht zur Bedeckung zu benutzen, oder Talus und Calcaneus auch noch umfangreich zerstört, so erzeugt die osteoplastische Amputation nach Wladimirow-Mikulicz (Fig. 55 l m) künstlich durch folgendes Verfahren einen Spitzfuß: Schnitt quer durch die Fußsohle senkrecht zur Fußachse bis auf den Knochen kurz hinter der Tuberositas ossis metatarsi quinti beginnend und kurz vor der Tuberositas ossis navi-

cularis endend; von den Endpunkten geht je ein Seitenschnitt schräg
aufsteigend zu den hinteren Rändern beider Malleolen, die hinten wieder
ein Querschnitt vereint, welcher, die Achillessehne und die Art. tibialis
postica durchdringend, bis auf die hintere Fläche der Unterschenkelknochen geht; unter starker Dorsalflexion Eröffnung des Fußgelenkes
von hinten, Herausschälen des Talus und Calcaneus, Durchschneiden
der Sehnen der Plantarflexoren im vorderen Teile der Wunde (Unterbindung der Art. tibialis und der Art. plantares); Absägen von dünnen
Platten der Tibia und Fibula einerseits und vom Os naviculare und cuboideum andererseits mit der Stichsäge, doch nur so weit, daß die
Knochen wund sind und diese Wundflächen durch Knochennähte auf
einander gepaßt werden können. Im Notfalle können auch die Knochen
bis zum Lisfrancschen Gelenke fortgenommen und die wundgemachten
Metatarsalknochen an die Malleolen befestigt werden. Der Hautwulst
auf dem Dorsum schwindet mit der Zeit. Der Stumpf, der einen an der
Spitze mit Kork ausgefüllten, gut stützenden Stiefel erhält, ist länger
als das gesunde Bein, welches daher eine erhöhte Sohle erhält.

§ 239. Schußfrakturen am Talus oder Calcaneus.

Blutstillung. Unterbindung der Art. pediaea: Plantarwärts
flektierter Fuß, Schnitt am lateralen Rande der Sehnen des Flex. hall.
longus in der Höhe der Tuberos. ossis navicularis beginnend und über
die Basis des ersten Metatarsalknochens reichend, durchtrennt Fascia
dors. pedis am lateralen Rande der Sehne des Extensor hallucis longus,
dann am medialen der Sehne des Ext. hallucis brevis die tiefe Fascie,
unter der die von 2 Venen begleitete Arterie (Nerv. peron. prof. medianwärts) liegt.

§ 240. Bei umfangreicheren Zerschmetterungen des Talus
und Calcaneus, die kaum isoliert vorkommen, müßte man
sobald als möglich resezieren; bei leichteren Knochenläsionen
möglichst konservativ verfahren. Häufiger sind die Schußfrakturen der kleinen Tarsalknochen. Auch an sie
schließen sich gern Phlegmonen, die Tendenz zur Progredienz
und Eiterretentionen in der Planta pedis haben. Man muß
ihnen mit dem Messer dreist folgen.

§ 241. Bei heillosen Zerstörungen der Knochen durch
die Verletzung oder eine Osteoperiostitis ist die

Resectio calcanei angezeigt. Man kann sie mit einem hinteren
Bogen- (der hufeisenförmig die untere Fläche des Knochens von der
Verbindung des Calcaneus mit dem Os cuboideum bis zur Linie des
Talonaviculargelenkes ohne Verletzung der Art. tibialis postica um-
kreist), oder mit einem äußeren Hakenschnitt (der adduzierte Fuß ruht

auf der Innenseite, Schnitt beginnt 2 cm oberhalb der Spitze des Malleolus externus am äußeren Rande der Tendo Achillis, geht senkrecht abwärts bis an den unteren Rand der Tuberos. calcan., biegt rechtwinklig ab und verläuft längs dem unteren Außenrande des Calcaneus bis zur Basis des Metacarpus V), verrichten, die Sehnen werden subperiostal abgehebelt, die Gelenke zwischen dem Würfelbein und dem Talus, die Bänder im Sinus tarsi mit kurzen Messerzügen durchtrennt, der Knochen mit der Zange gefaßt und herausgedreht. Der Fuß danach wenig brauchbar, Einlagen in den hinteren Teil des Schuhs bessern wenig. Nur wenn durch Erhaltung des Periosts eine Regeneration des Knochens eintritt, der Achillessehnenansatz und die hintere Epiphyse bleiben, ist ein brauchbares Glied zu erzielen. — Die Resectio tali: Vogt macht einen vorderen, 10 cm langen Längsschnitt zwischen Tibia und Fibula, oberhalb der Fußgelenklinie beginnend, über Fußgelenk und Fußrücken bis zum Chopartschen Gelenke, durchtrennt Lig. cruciatum, löst die Sehnen des Ext. digit. long. und zieht sie medianwärts, schneidet den Ext. brevis ein und drängt ihn lateralwärts, durchschneidet die Art. malleol. ext. und unterbindet sie, spaltet die Gelenkkapsel, löst Knorpel- und Bänderinsertionen mit Messer und Elevatorium und trennt quer das Lig. talo-navicul. Nun macht er auf der Mitte des vorderen Längs- einen lateralen Querschnitt, unter der Spitze des Mall. ext. endend, supiniert den Fuß, durchtrennt die Lig. talo-fibul. ant. et post., calcaneo-fibul. dicht am Knöchel, auch die Bänder des Sinus tarsi, dreht den Talus mit einer Resektionszange stark nach außen, hebelt mit einem Meißel zwischen Mall. int. und Talus die Insertion des inneren Seitenbandes am Sprungbein ab, und drängt schließlich den Talus nun so weit heraus, daß auch seine untere Gelenkverbindung mit dem Meißel abgesprengt werden kann. von Bruns rät mit gutem Rechte zur Erhaltung des unteren Calcaneusstückes: Vorderer Bogenschnitt: Exstirpatio tali, Abtragung der Gelenkflächen der Unterschenkelknochen und der oberen Fläche des Calcaneus, Aufeinanderpassen der beiden Knochenwundflächen (Resectio tibio-calcanea).

§ 242. Zur Resektion der Fußwurzelknochen machen Bardenheuer und Link einen Querschnitt von der Basis des ersten bis zu der des fünften Metatarsalknochens und von dessen Endpunkten aus centralwärts längs des Fußrandes Längsschnitte; der so gebildete Lappen wird abpräpariert, die ganze kranke Knochenpartie quer zur Längsachse des Gliedes mit Hammer und Meißel durchtrennt und ausgelöst; Obalinski schonender und empfehlenswerter einen zwischen dritter und vierter Zehe bis zu den Vorderflächen des Talus und Calcaneus eindringenden Längsschnitt.

Schußverletzungen am Fußgelenke, Fuß und Zehen. 157

§ 243. Bei der Resektion der Knochen des Mittelfußes und der Gelenke der Zehen verfährt man wie bei denen der Hand und Finger.

§ 244. Exartikulation im Tarsus nach Chopart (zwischen Os naviculare und Talus, Os cuboideum und Calcaneus, Fig. 55 e f): Markierpunkte am inneren Fußrande 1 cm oberhalb der Tuberositas ossis navicularis, am äußeren 2 cm oberhalb der Tuberositas ossis metatarsi V. Der Operateur steht vor dem Fuße: Bogenförmiger Hautschnitt am gehobenen Fuße, hinter der Tuberositas ossis metatarsi quinti beginnend, am Fußrande (3 cm) entlang nach vorn geführt und einen Finger breit hinter dem Metatarsalköpfchen endend, von hier aus quer über die Fußsohle und am inneren Fußrande zurück bis hinter die Tuberositas ossis navicularis; Fuß gesenkt und stark abwärts gedrückt, Schnitt im schwachen Bogen von einem Anfangspunkte der plantaren Schnitte über den Fußrücken bis zum anderen nur durch die Haut, Zurückpräparieren des Dorsallappons, Querschnitt durch die Sehnen bis in das krachend aufspringende Gelenk bei starkem Abwärtsdrücken des Vorfußes (man hüte sich, nach hinten in den Sinus tarsi zu geraten, daher rechtwinkliges Aufsetzen des Messers; nach Eröffnung des Gelenkes untersucht man, ob die drei Fazetten der Keilbeine frei liegen, sonst müßte man das Os naviculare noch fortnehmen); die Messerspitze trennt alle Verbindungen desselben mit leichtem Zuge bis auf die Planta, Messerklinge mit nach vorn gerichteter Schneide unter das Os naviculare und cuboideum gesetzt und mit sägenden Zügen durch den vorgezeichneten Plantarlappen geführt. Unterbunden wird die Arteria pediaea (unter der Sehne des Flex. hall. long.), die Art. plantar. externa und interna. Das funktionelle Ergebnis der Operation wird durch Pesequinus-Stellung des Stumpfes (eine Folge der Belastung des Fußes) oft beeinträchtigt (Tenotomie der Achillessehne nützt dagegen nicht viel). Man vernäht die Sehnen der Dorsalflektoren mit der Plantarfascie und versucht den Stumpf durch Binden und Schienen in Dorsalflexion zu halten: Touren, welche von der Wade über den Stumpf nach vorn laufen und durch Zirkeltouren befestigt werden, event. durch Gipsbinden. Patient trägt bald einen Schuh mit seitlichen Schienen, die keine Plantarflexion über einen rechten Winkel gestatten, wenn die Sohle schief nach vorn aufsteigt. Helferich eröffnet das Talokruralgelenk, kratzt die Knorpel ab und legt eine Ankylose des Gelenkes in rechtwinkliger Fußstellung an. Tiefe Etagennähte fixieren die Fascia plantaris am Fußrücken. Blasius exartikulierte in der vorderen Gelenklinie des Os naviculare und durchsägte das Os cuboideum quer. Dabei wird die Insertion des M. tibialis anticus erhalten und die Stützfläche breiter.

§ 245. Bei der Exartikulation in den Tarsometatarsalgelenken (zwischen Os cuboideum und Ossa cuneiformia einerseits und den Metatarsalknochen andererseits) nach Lisfranc (Fig. 55 c d) bilden die Tuberositas ossis navicularis und die Tuberos. ossis metatarsi quinti die Markierstellen. (Das Gelenk liegt etwa 2 Finger breit nach vorn.) Von diesen Punkten aus schneidet man in der Planta pedis bei dorsalflektiertem Fuße einen großen, halbrunden Hautlappen bis zu den Metatarsalköpfchen heraus (3 cm langer Längsschnitt jederseits und ein Bogenschnitt an ihrem Ende). Der Lappen wird zurückgelagert und ein kleinerer bei plantarflektiertem Fuße von dem Endpunkte des ersteren aus über den Fußrücken angelegt und zurückgelagert, nun bei starkem Druck mit der linken Hand auf den Vorfuß die einzelnen Gelenke quer eröffnet (wobei man eingedenk sein muß, daß das zweite 1 cm weiter nach dem Fußgelenke zu liegt, Fig. 55 c d), die seitlichen Gelenkverbindungen mit der Messerspitze bei nach oben gerichteter Schneide durchtrennt, und nun die Weichteile an der Planta pedis, die noch stehen geblieben sind, durchschnitten. Die Operation hat vor der Chopartschen den großen Vorzug, daß der Musc. tibialis anticus erhalten wird und dem Zuge der Wadenmuskulatur entgegenwirkt. Zu unterbinden sind die Art. dorsalis pedis und die Art. plantaris externa und interna. Man vereinigt auch hier die dorsalen Sehnenstümpfe mit der Plantarfascie. Patient trägt einen Schuh, ähnlich dem nach der Chopartschen Exartikulation empfohlenen.

Wenn es die Wunden gestatten, kann man mit Vorteil im Bereiche der Metatarsalknochen (Sharp) amputieren. Man verfährt wie oben, macht aber einen größeren plantaren und einen kleineren dorsalen Lappen.

§ 246. Die Exartikulation einzelner Metatarsalknochen und Zehen lohnt sich wenig, da die Gebrauchsfähigkeit des Stumpfes meist viel zu wünschen läßt. Die Exartikulation Metatarsi I und V geschieht mit Ovalärschnitt, wie bei den Fingern.

§ 247. Die Exartikulation sämtlicher Zehen in den Metatarsophalangealgelenken geschieht mit einem kleinen dorsalen und einem größeren volaren Lappen: 2 laterale Schnitte auf der großen und kleinen Zehe von den Metatarso-phalangealgelenken bis zu den plantaren Schwimmhäuten, Umschneidung der Zehen mit dorsalem Querschnitt in der Höhe der Interdigitalkommissuren und Exartikulation aller Zehen, wie bei der Lisfrancschen Operation. Die vier äußeren Zehen exartikuliert man mit einem Ovalärschnitt. Die Narbe am Hallux darf nicht vorn auf der Kuppe des Stumpfes oder auf dem Dorsum liegen. Man macht daher einen unteren inneren Lappen (Narbe an der 2. Zehe). Die Köpfchen der Metatarsen kann man dabei resezieren, um bessere Bedeckung zu gewinnen.

§ 248. Bei der Exartikulation einzelner Zehen und der Amputation der Phalangen macht man einen kleineren dorsalen und einen größeren volaren Lappen. —

§ 249. Die Resektion einzelner Metatarsalknochen verrichtet man mit einem Längsschnitt zur Seite der Strecksehne und schont die Epiphysen, wenn es geht. Zur Resectio hallucis legt man einen Längsschnitt an der inneren Seite des Gelenkes an. Kann man das Capitulum nicht erhalten, so ist die Gebrauchsfähigkeit des Gliedes schlecht. Die Resektion der Interphalangealgelenke geschieht wie an den Fingern. —

§ 250. Bei Pes equinovarus paralyticus nach Schußverletzungen des Nerv. peroneus könnte man einen Teil der Achillessehne mit den Musc. peronei vernähen; bei Paralysen des Extensor communis digitorum aber mit dem M. tibialis anticus. Die Sehnen des gelähmten und einzunähenden Muskels werden ganz oder teilweise durchtrennt und so vernäht, daß das zentrale Ende des letzteren in das periphere des ersteren kommt. Auch könnte man den erschlafften gelähmten Muskel von seinem Ansatze abtrennen und ihn verkürzt wieder annähen. —

Verzeichnis der Abbildungen.

Fig. 1. a) Pirogoffs Gipslattenverband. b) Esmarchs Gipsbügelverband. c) Pirogoffs Gipsbrückenverband.
„ 2. Beckenstütze.
„ 3. Zirkelschnitt. Manschettenbildung.
„ 4. Lappenschnitt: Größerer vorderer, kleinerer hinterer Lappen.
„ 5. Zwei gleich große Lappen.
„ 6. Vorderer Lappen. Hinterer Zirkelschnitt.
„ 7. Sehnennaht: 1. Aneinanderlegen. 2. Einnähen in benachbarte Sehnen. 3. Plastik.
„ 8. Vertikale Suspension.
„ 9. Typische Resektionsschnitte A. zur Resectio coxae, B. der anderen Gelenke.
„ 10. Amerikanische Kugelzange.
„ 11. Meißeltrepanation.
„ 12. Handtrepananwendung.
„ 13. Giglis Drahtsäge.
„ 14. Sudecks Trepanationsbesteck.
„ 15. Wagners Omegaschnitt.
„ 16. Unterbindung der Art. meningea media.
„ 17. Koehlers Kraniometer.
„ 18. Motorische Rindencentra.
„ 19, 20. Plastik der Augenlider.
„ 21. Lippenbildung.
„ 22, 23. Rhinoplastik.
„ 24. Sauers Kieferverband.
„ 25. Resect. maxillae super.
„ 26. Arterienunterbindung am Halse.
„ 27. Aseptischer Halsverband.
„ 28, 29, 30. Darmnaht.
„ 31, 32. Murphyknopf.

Verzeichnis der Abbildungen.

Fig. 33. Zwickelbildungen und Darmimplantation und Apposition.
„ 34. Heinekes Stenosenoperation.
„ 35. Beelys Gipshanfschiene.
„ 36. Holzschienenverband.
„ 37. Esmarch-Watsons Schienen für Resectio cubiti.
„ 38. Gipshanfschiene für den Unterarm.
„ 39. Pistolenschiene.
„ 40. Dorsalschiene Rosers.
„ 41. Watson-Esmarchs Schiene für Resectio manus.
„ 42—45. Extensionsverfahren.
„ 46. Listons Schiene.
„ 47. Esmarchs Schiene.
„ 48. Doppelt geneigte Ebene.
„ 49. Watsons Schiene für das Kniegelenk.
„ 50. Operation nach Carden.
„ 51. Operation nach Gritti.
„ 52. Volkmanns T-Schiene.
„ 53. Heisters Lade.
„ 54. Watsonsche Holzschiene.
„ 55. Exartikulationen des Fußes.

Register.

(Die Zahlen bedeuten die Seiten. Die Gefäße und Nerven suche man unter ihrem anatomischen Namen.)

A.

Abdomen, Schußwunden 4, 34, 98.
Abhiebe am Kopf 57; am Gesicht 78; an den Ohren 73.
Abszesse am Gehirn 69; im Mediastinum 95; an Milz und Leber 109, 110; perinephritische 111; peripleurale 94.
Actol 54.
Adrenalin 7, 51.
Aether, -Einspritzungen 23; -Narkose 8.
Alarmblutung 50.
Alberts Darmnaht 103.
Alkohol, Desinfiziens 18, 40: vor der Narkose 8.
Aluminiumdraht bei Kieferfrakturen 83: zur Schädelplastik 71; -Schienen 153.
Ambulatorische Behandlung der Schußfrakturen 150.
Amputationen, primäre 23: sekundäre 49: Methoden 24: antibrachii 127: Choparts 157: cruris 150; digitorum 130; femoris 142; humeri 119; pedis 157; osteoplastische 147, 151: suprakondyläre 145; transkondyläre 145.
Anästhesie, allgemeine 8; lokale 7.
Aneurysmen siehe Arterien.
Angerers Pastillen 18.
Ankylosen nach Schußfrakturen 44, 48, 141: coxae 220; cubiti 125: genu 141; humeri 117; manus 129; pedis 151.

Antisepsis 19.
Antyllus-Operation 51, 86, 113.
Anus praeternaturalis 100, 108.
Aorta, Kompression 21; Unterbindung 134.
Arcus volaris, Unterbindung 127.
Argentum nitr.-Salbe 40.
Armkissen 115.
Armtriangel 115.
Arterien-Unterbindung 21, 50.
Asepsis 18, 19, 20, 40, 48.
Asphyxie 8, 9.
Aspiration von Luft 8, 9.
Atmung, künstliche 9.
Atrophia cerebri nach Kopfverletzungen 72.
Atropin bei Augenverletzungen 59.
Augen, -Liderplastik 79: -Wunden 34, 75.
Ausräumung der Gelenke, aseptische 43, 115, 123, 130, 137, 141, 143.
Auskleiden der Verwundeten 10.
Autotransfusion 23.
Axillaris, Kompression 21: Unterbindung, Aneurysma 22, 113, 119.

B.

Bacellis Serum 55.
Bardeleben, Amputations-Verfahren 150.
Bardenheuer, Resektion 156.
Bauchhöhle, Kontusion 98; Eröffnung 101; Schußwunden 4, 35, 98: Tamponade 102.

Becken, -Arterien 132; -Gurt im Gipsverbande 139; -Resektion 133; -Schußwunden 132; -Stützen 17.
Beely, Schienen 15, 121, 128.
Behring, Serum 56.
Bellocq, Röhre 79.
v. Bergmann, Handgriff 8; Jodoformäther 14; Naht 12, 41; Resectio genu 145.
Bier, Osteoplastische Amp. 147, 151.
Blase, -Fistel 111; -Fremdkörper 111; -Katarrh 111; -Naht 35; -Schnitt 111; -Spülungen 33; -Stich 33; -Verband 34; -Wunden 111; bei Beckenfrakturen 133.
Blasius, Amputation 157.
Blepharoplastik 79.
Bluter 23.
Blutleere, Gefahren 23.
Blutstillung 21, 50; arterielle 21, 50; parenchymatöse 20; venöse 22, 50; s. die einzelnen Gefäße.
Boegehold, Streupulver 13.
Borsäure 40.
Borvaseline 56.
Boyerscher Kegelschnitt 142.
Brachialis, Kompr. 21; Unterb. 119.
Brand der Glieder 51; der Lungen 95; Rauschbrand 114.
Bruns, ambulatorischer Verband 150; Amputatio pedis 154; Karbolätzungen 54; Paste 14; Resectio pedis 156.
Brustfellentzündung s. Pleura.
Brustbeinbrüche 92.
Bulbus s. Auge.
Bunge, osteopl. Amputationen 151.
Buschs Stiefel 153.

C.

Calcaneus, -Verletzungen 155.
Callus s. Kallus.
Cardens, Amputation 146.
Carotis, Kompr. 21; Unterb. 87.
Celloid-Kapseln 71.
Centralwindungen s. Gehirn.
Cheiloplastik 80.
Chloroformnarkose 8.
Chlorzinkätzungen 55.
Chopart, Amputation 157.
Clamanns Verband 132.
Clavicula, -Verletzungen 117.

Cocain, -Anästhesie 7.
Coesters Rosenbehandlung 54.
Collins Zange 33.
Commotio, abdom. 98; cereb. 58; des Rückenm. 97; des Thorax 97.
Compressio cerebr. 67; med. spin. 97.
Contusio abdom. 98; artic. 147; med. spin. 97; des Schädels 58; des Thorax 92.
Credé, Silbersalze 54, 55.
Cruralnerv, Neuritis, Resectio 142.
Cubitalis, -Unterbindung 122.
Cysten im Hirn 72.
Czerny, Darmnaht 103.

D.

Darmverletzungen 5, 34, 99—108; bei Beckenschüssen 133.
Dauerverbände 11.
Daumen s. Amputation 129.
Decubitus 56, 97.
Defekte am Schädel 71.
Delirium trem. und traum. 55.
Dementia nach Kopfwunden 72.
Depressionen am Schädel 58.
Desinfektion der Hände, Instrumente 18, 19; der Katheter 32.
Diagnose der Schußwunden 9.
Dickdarmwunden b. Beckenschüssen 133.
Digitalkompression der Gefäße 21.
Distorsio manus 129.
Dittel, Katheterbefestigung 32.
Dorsalschiene 126, 127.
Doyens Fraiser 63.
Drahthose 44, 140.
Drahtverband am Kiefer 83.
Drainage 20; der Bauchhöhle 102; des Kniegelenks 147.
Ductus Stenonianus, Verwundung 78.
Dum-Dum-Geschosse 3.
Dührssen-Odelga, Konserven 14.

E.

Ebene, schiefe 44, 137, 140.
Einheilen der Geschosse 52.
Eiterung der Wunden 40; späte 41; septische 43; b. Schußfrakturen 43; b. Gelenkwunden 46, 115; d. Ohren 61, 74; in der Schädelhöhle 69.
Eitersenkungen 43, 118, 145.

Ellenbogengelenk, -Verletzungen 122; -Resektionen u. Amputationen 123; Stellung im Verbande 46.
Emphysem 57, 90, 94.
Empyema 95.
Enteroanastomosis 106.
Enucleatio bulbi 77.
Epilepsie, Jacksons 58; nach Kopfwunden 72: nach Narben 42.
Epigastrica, -Unterbindung 99, 135.
Erbrechen in der Chloroformnarkose 8, 9.
Ergotinbehandlung 72.
Esmarch, Beckenstütze 17; Blutleere 7, 71; Gipsverband 16; Hosenträger 21; Schienen 125, 131, 140.
Etagennaht 12, 25.
Eucain 7.
Exartikulationen, primäre 5; sekundäre 18; coxae 139; cubiti 122; Choparts 157; der Finger 130; humeri 114; genu 145; Lisfrancii 158; manus 129; pedis 153, 157; pollicis 130; der Zehen 158; osteoplastische: cruris 154; cubiti 122; genu 147: des Tarso-metatarsalgelenks 158.
Exenteratio bulbi 77.
Exophthalmos pulsans 72.
Extensionsverband 136.

F.

Feldsanitätseinrichtungen 5.
Femoralis, -Unterbindung 22, 134.
Femoralvene 135.
Femur siehe Oberschenkel.
Fersenbein. Resektion 155.
Fessler, Rosenbehandlung 54.
Fibrinbelag der Granul. 41.
Fieber, aseptisches und septisches 55.
Finger s. Amp. u. Exart. auch 130.
Fissura Rolandi 68.
Fistel, Blasen- 111; Empyem- 95; Harn- 111; Kot- 100, 108; Magen- 108; Speichel- 79.
Fliegen in den Wunden 20.
Formalin 60.
Fossa pterygo-palatina, Blutungen 77.
Fraiser 63.
Fremdkörper im Auge 75; Aufsuchung 52: -Einheilung 1, 52: -Extraktion 51; im Gehirne 70; im Herz 96; im Kehlkopf u. Rachen 31; in d. Lungen 93; im Ohr 74.
Fürbringer, Händedesinfektion 18.
Fußgelenk, -Verletzungen 151; -Stellung im Verbande 46.
Fußwurzelknochen, Schußwunden 158.

G.

Gallenblase, -Wunden 109.
Gaulesche Lösung 23.
Gaze, sterile 19.
Gefäßverletzungen siehe die einzelnen Gefäße.
Gehirn siehe Hirn.
Gelatine, -Einspritzung 23.
Gelenke, Ankylose siehe diese, Behandlung der Gelenkschußwunden 17, 45; Contusion und Drainage 46; Entzündungen, traumatische 48, 49; Keilexzisionen 48; Luxationen 117; Läsionen bei Schußfrakturen 3, 49; Massage 48; Neuralgien 49; Punktion 147; Resektion 46 (siehe einzelne Gelenke); Schußwunden 3, 17, 45 (siehe einzelne Gelenke); Stellung im Verbande 46; Wassersucht 49.
Geschosse, deformierte 1 (siehe Fremdkörper); Extraktionen 51: Wandern 52; Wirkung 1.
Gesichtsverletzungen 77.
Giglis Säge 63, 138, 152.
Gipshanfschienen 15, 121.
Gipsverband, Abnahme 17; abnehmbare 16, 44; -Hose 139; Modifikationen 15, 16, 139; -Schienen 15, 119, 139, 150; Technik 14, 15; am Thorax 34.
Glieder, künstliche 127, 151.
Glutaea, -Unterbindung 131.
Granulationen, Fehler 40.
Granulome 71.
Gritti, Amputation 146.
Gummihandschuh 19.
Günthers Exarticulatio pedis 154.

H.

Hackenstütze 17.
Haemarthros genu 147.

Haematome, am Auge 75; im Gesicht 77; intrakranielle 67; im Ohr 73; am Schädel 57.
Haemopneumothorax 98.
Haemoptoë 94.
Hagas Gipsverband 15; Extension 140.
Hahns Amputation 147; Kanüle 31; Resectio genu 145.
Hallux-Exartikulation 158; -Resektion 159.
Halswunde 55.
Hamilton, Extension 121; Heberrahmen 127.
Hand, -Desinfektion 18; -Distorsion 129; -Gelenkverletzungen 129, 130; -Stellung im Verbande 46; siehe Resektion u. Exartikulation.
Handschuhe 19.
Harn, -Abszesse 33: -Fistel 111, -Infiltration 32, 33.
Harnblase siehe Blase.
Harnröhre, Fremdkörper 33: -Plastik 33; -Schnitt 33; Wunden 32, 111.
Hartbleimantelgeschoß, -Wirkung 1.
Hauptverbandplatz 5, 7.
Hautperiostlappenimplantat. 141.
Heinekes Operation 107.
Heisters Lade 44, 149, 152.
Helferich, Amputation 157.
Herz, -Beutelverletzungen 96; -Kranke. Narkose 8; -Lähmung in der Narkose 9; -Massage 9; -Naht 96: -Wunden 4, 96.
Hiebwunden im Gesichte 122; am Kopfe 57; am Ohre 73.
Hirn, -Abszesse 69, 70: -Atrophie 72; -Ausfluß 59: -Blutung 97; -Cysten 72; -Druck 60, 65, 70; -Entzündung 71; -Erschütterung 58; -Lokalisation 69; -Narben 72; -Vorfälle 60.
Hodenverletzungen, -Entzündungen 112.
Höllensteinsalbe 40.
Horsley, Spatel 62.
Hospitalbrand 55.
Hüftgelenk, -Extensionen 136; -Verwundung 135.
Humerus siehe Oberarm.
Hydarthros genu 141.
Hydrocele 113.
Hypogastrica, -Unterbindung 134.

I. J.

Jacksons Epilepsie 67.
Ichthyol bei Rose 54.
Iliaca, -Kompression 21; -Unterbindung 134.
Implantationen nach Thiersch 42.
Infiltrationsanästhesie 7.
Inframaxillarnerv, Resektion 73.
Infraorbitalnerv, Resektion 73.
Infusion 23, 55.
Injektionen, subkutane 7; endoneurale 7.
Instrumente, -Desinfektion 19.
Intercostalis, -Unterbindung 92.
Intercostalneuralgie 96.
Jobertsches Dreieck 142.
Jochbein, -Schußfrakturen 82.
Jodoform 14, 15, 41.
Jodoformknochenplombe 141.
Irresein nach Traumen 72.
Ischiadica, -Unterbindung 133.
Ischiadicus, Nervus 133, 142.
Itrol 54.

K.

Kaffeeklystiere 9.
Kalender 42, 45.
Kallus, Fehler 45.
Kampheraussprützung 9, 11, 23, 59.
Kanülen, -Arten, -Verwendung 30, 31, 90.
Karbolsäure 54.
Kastration 112.
Katgut 12.
Katheter, -Verwendung 32.
Kehlkopf, -Schußwunden 29, 90; -Stenosen 91.
Keilresektion 43.
Kieferverletzungen 83; -Klemme 85; -Resektion 86.
Kleider, Entfernung ders. 10; Infektion durch dies. 11.
Kniegelenk, -Exartikulation 145: -Kontusion 147; -Resektion 144: -Schußwunden 143; -Stellung im Verbande 46.
Klysmata, belebende 23, 59, 100.
Knochenhöhlen, -Ausfüllung 141.
Knochenschußwunden 2, 17, 42: -Fisteln 45; -Höhlen 141.
Kocher, Resectio coxae 138: manus 131.

Kochsalzinfusion 23.
Koehler, Kraniometer 68.
König, Herzmassage 9: Schädelplastik 71.
Kontinuitätsresektionen 121, 129, 141.
Kopf siehe Schädel.
Kortewey, Verbandpäckchen 13.
Kotfistel 100; -Phlegmone 110.
Kraniometer 68.
Kranzkissen 56.
Kreissäge 69.
Kriegslazarette 6.
Kroenleins Unterbindung 67.
Kugelextraktion 51; -Zange 53.

L.

Lähmungen, cerebrale 98, 99.
Lagerung, nach Simon 141; nach Pott 141; Rückenmarksverletzter 97; Verwundeter 56.
Lamina vitrea, Frakturen 58, 67.
Laminektomie 97.
v. Langenbeck, Nadel 82; siehe auch Resektionen.
Lanolinsalben 40.
Lanzenwunden 5.
Lanzettschnitt 29.
Laparotomie 35, 99, 101.
Lappenschnitte 27.
Lappenwunden am Gesichte 78; am Kopfe 58.
Lauensteins Uhrfeder 64.
Lazarette 6.
Leber, -Abszess 109; -Schußwunden 109.
Lefort, Amputatio pedis 154.
Leptomeningitis 72.
Lidbildung 80.
Ligaturen siehe Unterbindung.
Lingualis, -Unterbindung 78.
Links Resektion 156.
Lippenbildung 80.
Lisfrancs Amputation 158.
Listons Extensionsschiene 140.
Lochschüsse 2, 3, 4.
Lokalanästhesie 7.
Lüers Zange 33.
Lücke, Res. cox. 138; Säge 17.
Luftaspiration 22.
Luftröhrenschnitt 30.
Lumbalpunktion 60.

Lungen, -Abszess 95; -Blutung 34; -Brand 95;-Entzündungen 9;-Verletzungen 4; -Vorfälle 94.
Lutter, Nadel 82; Säge 17.

M.

Madelungs Darmnaht 106.
Magen, -Fistel 108; -Spülung 9; -Wunden 5, 99.
Mammaria-Unterbindung 92.
Marmoreks Serum 54.
Massage am Knie 147.
Mastdarmwunden 109; bei Beckenfrakturen 133.
Maxillaris externa,-Unterbindung 77.
Mediastinitis 95.
Meißeloperationen am Schädel 51, 59, 61.
Meloplastik 80.
Meningea, -Unterbindung 58, 65.
Meningitis 72.
Mentalnerv, Resektion 73.
Merciers Katheter 32.
Mesenterica, -Unterbindung 98, 134.
Metakarpalknochen, Verwundung 129.
Metakarpophalangealgelenk, Amputation 130.
Metaphysenschußwunden 3.
Metatarsalknochen, Verwund. 155.
Middeldorpffs Triangel 115; Wasserwagen 36.
Mittelfußknochen, Verletzungen 157.
Mikulicz, Aneurysmenbehandlung 113; Seifenspiritus 18; Tamponade 102.
Milz, -Wunden 108.
Mittelhandamputation 129.
Mittelohreiterung 61, 74.
Morphiumchloroformnarkose 8; -Injektionen 7.
Moys Verbandtrommeln 9.
Müller, Schädelplastik 71.
Mundhöhle, -Asepsis 78; -Wunden 78.
Murphyknopf 104.

N.

Nachblutungen 50.
Naht der Blase 35; der Därme 102; Etagen- 25; im Gesichte 78; am

Kiefer 83; der Kniescheibe 148; der Knochen 45; Lösung ders. 12; der Nerven 39; der Schußwunden 12; der Sehnen 38; der Venen 22, 88.
Narben, -Epilepsie 42; Exzision 63; Fehler 41; im Gehirne 72.
Nase, -Blutungen 79, -Plastik 81; Schußverl. 84; -Tamponade 60, 79.
Nekrose, Ausfüllung der Knochenhöhlen dabei 141: der Bruchenden 44; der Clavicula 117; des Femur 141; des Humerus 121; des Schulterblatts 118; des Unterarmes 129.
Nélaton-Katheter 32.
Nerven, -Naht 38; -Wunden 2; -Plastik 39; s.d. einzelnen Nerven.
Netzvorfälle 5, 99.
Netzhautablösung 76.
Neuberts Naht 25.
Neuralgien siehe d. einzelnen Nerven; der Gelenke 49; der Knochennarben 45.
Neurexairesis 73.
Neurome 50, 121.
Nierenwunden etc. 110, 111.

O.

Obalinski, Resektionen 156.
Oberarm, -Verletzungen 119, 120.
Oberkiefer, -Verletzungen 83, 84.
Oberschenkel, -Verletzungen 139.
Occipitalis, -Unterbindung 57.
Oedem, akut purulentes 114; hartes 45.
Oesophaguswunden 91.
Ohnmacht 11.
Ohrwunden 34, 73; -Tamponade 63.
Okklusion, aseptische 13.
Operationen auf den Verbandplätzen 18; im Feldlazarett 47 u. folg.
Osteomyelitis 44, 45, 128, 133.
Osteoplastische Amputationen 122, 147, 151, 153; Trepanation 65.
Ostitis purulenta 72.
Ovalärschnitte 28, 142.

P.

Pachymeningitis 69.
Pankreaswunden 109.

Panphlegmone 114.
Paraffinplastik 82, 83.
Paranephritis 111.
Parenchymatöse Blutung 20.
Paresen 45.
Pasten 13, 18, 19.
Patella, Schußfrakturen 148.
Pediaea, -Unterbindung 158.
Perikarditis 96.
Perinephritis 111.
Periostitis 44, 72.
Periostknochenlappen 45.
Peripleurale Abszesse 94.
Peritonitis 35, 100, 102.
Perthes Röntgenverfahren 52; Verbandpäckchen 13.
Perubalsam 14.
Petits Amputation 26, 142.
Pfoerringers Paste 19.
Phalangen der Finger, Amputation 130.
Pharyngea, -Unterbindung 79.
Pharyngotomie 31.
Pharynxwunden 39.
Phlebektasien 58.
Phlegmone 53, 83, 110, 114, 118, 127, 141.
Piablutungen 67.
Pirogoffs Gipstechnik 16; Osteoplastik 122, 153.
Pistolenschiene 126.
Plastische Operationen am Kopfe 71, 79; an Nerven 39; an Sehnen 37.
Pleuritis 94, 95.
Plexus brach., Verletzungen 89, 93; cervical. 89.
Plumbum acet. 94; tannic. 56.
Pneumothorax 92.
Poplitea, -Unterbindung 143.
Potts Lage 141.
Profunda femoris, Unterbindung 134.
Projektile s. Geschosse, Kugeln.
Prothesen 113, 119, 127, 143.
Pseudarthrose 45, 121, 129.
Psychosen nach Kopfwunden 59, 72.
Pudenda, -Unterbindung 133.
Punctio genu 147; hydroceles 113; lumbalis 9; thoracica 94; vesicae 33.
Pyämie 55, 71.
Pylorusstenose 107.

Q.

Querschläger 2, 3.

R.

Rachenwunde 79.
Radialis, Arter., Unterbindung 125.
Radialis, Nerv., Verletzungen 121.
Rauschbrand 114.
Reamputationen 23, 28.
Reclus, Einmauern der Glieder 29.
Resectio, Bewegungen danach 48; claviculae 117; coxae 138; cubiti 123; des Darms 104; Fisteln danach 48; der Fußwurzelknochen 156; der Gelenke 46; genu 144; der Hand 131; humeri 115; der Kiefer 84; der Knochen 43; der Leber 109; der Milz 108; der Metatarsalknochen 158; der Mittelfußknochen 157; Nachbehandlung 48; Nachresektionen 48; der Nieren 110; partielle 48; pedis 152; pelvis 133; scapulae 118; Rippen- 95; subcorticale 47; tibio-calcanea 156; der Zehen 157; s. a. Kontinuitätsresektionen.
Rhinoplastik 81.
Rinden, -Abszesse 61; -Epilepsie 58.
Rinnenschüsse 4, 67.
Rippenresektionen 95; -Verletzungen 92.
Roentgenverfahren 9, 52.
Rolandi-Fissur 68.
Rose 54, 71.
Rosers Schiene 128, 145.
Rückenmarksanästhesie 9; -Verletzungen 97.
Rückenschüsse 97.

S.

Säbelwunden 5.
Sägen, Gips- 17; Trepanations- 63.
Sahlis Methode 56.
Salzers Säge 63.
Sanitätseinrichtungen im Felde 5.
Sauers Kieferverband 82.
Scapula siehe Schulterblatt.
Schädel, -Basisbrüche 60; -Contusion 58; -Defektschluß 71; -Depression 58; -Hieb-, -Stichwunden 58; -Höhle, Blutstillung 65; -Operationen 61; -Schußfrakturen 3, 61.
Schilddrüsenarterien, -Unterbindung 68.
Schläfenarterien, -Unterbindung 57.
Schleichs Anästhesie 7.
Schlottergelenke 117, 125.
Schlüsselbein s. Clavicula.
Schmerzlinderung 6.
Schnürstrumpf zur Extension 136.
Schorfheilung 11, 43.
Schulterblatt, Arterien - Unterbindung 118; -Verletzungen 118.
Schultergelenk, -Resektion 115; -Verletzungen 115; -Stellung im Verbande 46.
Schultergürtel, -Exstirpation 114.
Schußfrakturen siehe die einzelnen Knochen; primärer Verband 14; -Behandlung im Lazarett 42.
Schußwunden, -Arten 1; -Untersuchung 4; erster Verband 11.
Schusterspaneinlagen in Verbänden 15, 139.
Sectio alta 111.
Sehne, Implantationen am Fuße bei Lähmungen 159; -Naht 37; -Plastik 37.
Seide, Desinfektion 12.
Seifenspiritus 12, 18.
Senns Untersuchung 99.
Sepsis 41, 43, 53, 71.
Sequestrotomie siehe Nekrose.
Seydels Schädelplastik 71.
Shrapnells 1.
Shock 8, 11.
Signalblutung 50.
Silberfiligran zum Schädelverschluß 71.
Silvesters Atmung 9.
Simons Lage 141; Nierenschüsse 110.
Sinapismen beim Shock 11.
Sinusblutungen 67.
Skalpierungen 57.
Spätamputationen 49.
Speichelfisteln 79.
Speiseröhre, -Wunden 91.
Stajmars Pappschienen 120.
Stationen der Verwundetenpflege 6.
Stenosenoperationen am Darm 107; am Kehlkopf 91.
Sternumbrüche 92.

Stichwunden 5, 57, 122.
Streifschüsse 4.
Streupulver, aseptische 13.
Stromeyers Kissen 115.
Stumpf, -Fehler 50.
Styptica 20, 115.
Subclavia, Kompression 21; Verletzung 86.
Subdurale Blutung 67.
Sublimatpastillen 18.
Sudecks Fraiser 64.
Sulfonal 55.
Suprakondyläre Oberschenkel-Amputation 146.
Supraorbitalis, -Unterbindung 57.
Supraorbitalneuralgie 73.
Symes Operation 153.
Synkope 8, 9.
Syphilis 56.
Szabanejeffs osteoplastische Amputation 147.
Szymanowskis Schere 17.

T.

Talus, -Verletzungen 155.
Tamponade, aseptische 20, 51; der Bauchhöhle 102; der Nase 79.
Tangentialschüsse 4.
Taubheit nach Schußwunden 75.
Tarsalknochen, -Verletzung 155.
Tavelsche Lösung 20, 33, 39, 43.
Taylorsche Schienen 141.
Temporalis, -Unterbindung 57, 77.
Tetanus 56.
Textors Resectio coxae 138; genu 144.
Trendelenburgs Kanüle 91.
Thierschs Implantation 42, 57.
Thoracica longa, Unterbindung 92.
Thoraxverletzungen 4, 34, 91.
Thyreoidea, -Unterbindungen 68.
Thyreotomie 9.
Tibia, -Schußverletzungen 149.
Tibialis, -Unterbindung 148.
Torsion der Gefäße 20.
Trachea, -Verletzungen 31, 90.
Tracheotomie 30, 90.
Transcondyläre Oberarmamputation 122.
Transfusion 23.
Transport der Verwundeten 10.

Trepanation 34, 58, 62; des Beckens 133.
Truppenverbandplätze 44.
T-Schiene s. Volkmann.
Tubulisation 39.

U.

Ulna, -Verletzungen 128.
Ulnaris, -Unterbindung 112.
Ulnaris, Nerv. 122.
Umschnürung Esmarchs 7, 21.
Umstechung der Gefäße 20.
Unterarmverletzungen 125.
Unterbindung der Gefäße 21, 50; siehe die einzelnen Gefäße.
Unterkieferverletzungen 83.
Unterschenkelverletzungen 148.
Uranoplastik 82.

V.

Venenwunden 2; Blutstillung 22; Femoralvene 135; Gefahren der Venenwunden 22; Halsvene 88; -Naht 22, 88; des Schenkels 135; der Schulter 113; Seitenligatur 58.
Verband, aseptischer 9, 11, 20, 43; Dauerverband 11; am Halse 27; -Wechsel 43.
Verbandpäckchen 13.
Verbandplätze 5.
Vernarbung, ihre Leitung, Fehler 41.
Vertikale Suspension 38.
Verwirrtheit nach Kopfwunden 72.
Vogts Resektion 47, 156.
Volarschienen 128.
Volkmanns Beckenstütze 17; Heberrahmen 137; Resectio genu 145; Schiene 38, 128, 145, 152.
Vollbrechts Paste 18.
Vorfall des Darms 99; des Hirns 60; der Lungen 94; des Netzes 100.

W.

Waffen, blanke, Wunden durch solche 5.
Wagner, Trepanation 65.
Wandern der Geschosse 58.
Wangenbildung 80.
Wasserbruch 113.

Wasserglasverband 44, 139.
Wasserkissen 56.
Wasserwagen 36.
Watsons Schere 17; -Schiene 125; 131, 145.
Wirbel, -Schußwunden 97.
Wladimirows Operation 154.
Wundstarrkrampf 56.
Wundbehandlung, offene 11; -Fieber 39, 54; -Verband 11, 39.

X.

Xeroform 41.

Z.

Zandersche Apparate 48.
Zehenverletzungen 158.
Zentralwindungen des Gehirns 67, 69.
Zirkelschnitte 24, 25, 27.
Zunge, Verschlucken 8; -Fixation 78; -Naht 78.
Zungenarterie, Unterbindung 78.
Zwerchfellwunden 96.

MIX
Papier aus verantwortungsvollen Quellen
Paper from responsible sources
FSC® C105338

If you have any concerns about our products,
you can contact us on
ProductSafety@springernature.com

In case Publisher is established outside the EU,
the EU authorized representative is:
**Springer Nature Customer Service Center GmbH
Europaplatz 3, 69115 Heidelberg, Germany**

Printed by Libri Plureos GmbH
in Hamburg, Germany